지갑이 마르지 않는

평생부자

윤은모 지음

전나무숲

당신을 위한
부자 수업

나는 늘 여유로운 삶을 꿈꾸며 살아왔다. 틈틈이 경제와 재테크 분야의 책을 읽고 강연을 좇아 다녔다. 그러나 부자에 대한 감동과 설렘, 용기는 매번 퇴색되었다. '꿈을 꾸면 이루어진다!'거나 '나는 이렇게 성공했다!' 식의 성공담이 주는 가르침은 공감을 일으키고 용기는 줄지언정 현실적인 방법은 알려주지 않았다. 그래서 그들의 이야기에서 빠져나오는 순간 '그래서 어쩌라고?' 하는 의문이 생기고, 실제 뭔가 해보려 하면 높은 벽에 가로막힌 듯 막막했다. 그들의 가르침은 대체로 '지금 하는 일을 남보다 더 부지런하게 열심히 하면 언젠가는 부자가 될 수 있다'는 것이었다.

그러나 세상일은 그리 단순하지 않음이 분명하다.

이 책은 특별한 기회를 만나 삶의 여유를 갖게 된 나의 이야기이기도 하다. '선생님, 어떻게 공부하면 좋은 성적을 받을 수 있을까요?'처럼 '부자님, 어떻게 하면 나도 부자가 될 수 있을까요?'라는 물음에서 시작해 '왜 누구는 부자로 살고 누구는 가난하게 살까, 평생 부자로 살려면 어떻게 해야 할까?'에 보다 현실적인 답을 해보려는 시도를 담고 있다.

사실 우리가 원하는 부자의 모습은 늘 호주머니가 두둑해서 언제든 필요할 때 돈을 꺼내 쓰는 여유롭고 너그러운 삶을 사는 사람이다. 재산이 아무리 많아도 당장 호주머니가 비어 있다거나, 5년 뒤 10년 뒤를 걱정해야 하는 처지라면 무슨 소용이 있겠는가?

그렇다. 부자란 언제든지 필요할 때 호주머니에서 돈을 꺼내 쓸 수 있는 사람이다. 평생을 말이다.

그러려면 지금과는 다른 생각과 변화가 필요할 것이다. 오늘은 어제의 결과라 했으니 게으름과 새로운 것에 대한 두려움을 떨치고 변화하지 않고서는 작은 성공도 손에 쥐지 못할 것이다. '변화'가 성공의 시작이기 때문이다.

점점 길어지는 삶의 길이를 생각하면 우리는 돈과 경제에 조금 더 냉정해질 필요가 있다. 자본주의 사회에서 부(富)를 외면하고 삶의 질과 행복을 보장받기는 어렵기 때문이다. 이 책은 차가운 현실과 타협하지 않는다. 그저 막연하고 일시적인 감정을 끌어내지도 않는다. 그보다는 뜨거운 열정과 간절함으로 부와 성공을 좇는 사람들에게 필요한 내용과 구체적인 대안을 담았다.

살아온 날들보다 살아갈 날이 더 많은 100세 시대에 '그저 시간을 보내는' 대신 당신은 더 나은 삶에 대한 의지와 가능성을 보여줄 것이라 믿는다. 그동안 내 집 마련과 아이들 교육에 모든 것을 쏟아 부으며 열심히 살았던 세대들과 일자리가 없어 많은 것을 포기해야 한다는 N(인터넷, 네트워크) 세대들이 이 책을 통해 다시 한번 일어설 용기와 희망을 얻기를 기도한다.

차 례

Part 1

Dreaming!

지금 무엇을
찾고 싶은가?

● ● ●

꿈이 있고 꿈을 향해 앞으로 나아가려는 사람은
변화에 대한 두려움 속에서도 방법을 찾고,
현재에 머무르거나 나아가기를 멈추려는 사람은 구실을 찾는다.
당신은 지금 무엇을 찾고 싶은가?

부자는
무엇이 다를까?

결심만 하는 개구리

더운 여름날 개구리 세 마리가 호수 한가운데 떠 있는 큰 낙엽 위에 앉아 있다. 그중 한 마리가 말했다.

"아, 너무 더워. 나는 호수에 풍덩 뛰어들어 물속에서 놀 거야!"

자, 이제 낙엽 위에 몇 마리의 개구리가 남아 있을까?

답은 '세 마리'다. 왜냐하면 물에 뛰어들겠다던 개구리가 실제로는 뛰어들지 않았으니까.

이 우화는 말이나 생각만으로는 아무 일도 일어나지 않으며, 변화는 행동으로 옮길 때만 일어난다는 메시지를 담고 있다.

맞는 말이다. 말만 앞세우고 실행은 하지 않는 사람들이 부지기수다. 꿈이 있다고 말하지만 움직이지 않는다. '하고 싶다'라고 말은 하지만 정작 기회가 오면 뒷걸음질을 치는 경우가 너무도 많다. '뭐 좋은 거 없어?'라고 묻고는 막상 도움이 되는 정보를 주어도 의심의 눈

초리로 바라보고 귀를 기울이지도 않는다. '변해야 산다'고 외치고 무엇이든 시도해야 한다는 것을 알고 있지만, 그저 현재에 머무르는 사람들이 대부분이다.

물론 개구리 세 마리가 다 같다고 할 수는 없다. 비록 실행으로 옮기진 않았지만 호수에 뛰어들겠다는 '선언'은 생각과 결단의 표현이다. 두려움과 망설임이 가로막고 있지만 의지가 작동하고 있으니 언젠가는 실행에 옮길 가능성이 있다. 그래서 꿈을 꾸는 것이 시작이 될 수 있는 것이다.

'나이 마흔이면 자기 얼굴에 책임을 져야 한다'는 말이 있다. 지금의 내 얼굴은 지난날들의 결과물이라는 뜻이다. '지금의 나를 보면 나의 과거를 알 수 있다'는 옛말도 있는 걸 보면 지금 내가 보내는 시간들이 '미래의 나'에게 얼마나 중요한지를 알 수 있다.

지금부터 변화한다면, 앞으로 부자가 될 수 있다는 뜻이기도 하다. 빈익빈 부익부(貧益貧 富益富)라고 했으니 변화하지 않으면 당신의 미래는 더 가난해질지도 모른다. 오늘이 어제의 결과이듯, 오늘의 선택이 당신의 미래를 결정할 것이다.

부자와 가난한 사람은 무엇이 다를까

많은 사람들이 부자의 꿈을 갖고 있다. 그래서인지 부자와 가난한 사람들을 비교하는 내용이 책과 인터넷 글에 넘쳐난다. 그중에서 루비 페인의 《계층이동의 사다리》, 로버트 기요사키의 《부자 아빠 가난한 아빠》, 테시마 유로의 《가난해도 부자의 줄에 서라》를 중심으로 나의 경험과 관점을 더해 그 차이를 정리해본다. '누구나 부자가 될 수 있지 않을까?' 하는 희망을 품고 말이다.

■ 부에 대한 태도

"이만하면 됐지 뭐! 다들 그렇게 살잖아."

"돈이 많으면 고민도 많을 거야."

"돈이면 다 된다는 건 잘못된 생각이야!"

가난한 사람들이 흔히 하는 말이다. 틀렸다고 비난할 수만은 없지만, 부자에 대한 꿈이 없거나 자신을 속이는 말이라고 생각한다. 이런 사람들은 자기 분수에 맞춰 사는 것이 옳다고 자위하면서도 '유전무죄(有錢無罪) 무전유죄(無錢有罪)'류의 뉴스에 자조하며 때로는 분노한다. 반면에 부자의 꿈을 가진 이들은 자신보다 앞선 사람들을 흠모하고 부러워하면서 더 나은 삶, 더 자유로운 삶, 더 흥분되는 삶을 향해 앞으로 나아가려 노력한다.

《우리가 오르지 못할 산은 없다》의 저자 강영우 박사가 대표적인 분이시다. 그는 중학교 시절에 사고로 실명을 했지만 굳건한 신앙 속에서 겸손하지만 강한 의지로 미 국무성 차관보에 오르는 등 보통 사람도 하기 힘든 일을 해냈다.

또 가깝게는 한때 회사 동료였지만 지금은 네트워크마케팅 분야에서 세계적인 명성을 가진 분들과 평생 친구로 지내는 이가 있는데, 그가 누구보다 바쁜 직장생활 속에서도 퇴근 후와 주말의 자투리 시간을 활용해 평생부자의 가치를 쌓아온 것을 알고 있다. 결국 그는 많은 사람들에게 기회의 안내자가 되고 내 삶에도 큰 영향을 주고 우리 가족에게 축복이 되었음을 고백한다.

사실 많은 사람들이 현실에 만족하며 사는 것이 긍정적인 태도이고 행복해지는 길이라고 말한다. 하지만 나는 그런 생각에 동의하지 않는다. 대나무의 마디가 키 큰 대나무를 만들어내듯 불만족과 결핍을 극복하려는 노력의 과정에서 얻어지는 크고 작은 성취들이 우리를 성장시키고 희망을 키운다. 마치 아이들이 성장통을 겪으며 성장하고 삶의 행복을 느끼게 되듯 말이다.

더 이상 성장이 없다면, 현재에 만족해 미래에 대한 아무런 꿈과 희망이 없다면, 어느 교수의 말처럼 영안실에 누워 있는 것과 무엇이 다르겠는가?

■ 교육에 대한 생각

현대사회에서 돈의 흐름과 관련된 지식을 갖는 것은 금전으로 인한 고생에서 벗어나 경제적 자유를 누리기 위한 필수 과정이다. 그러나 학교에서는 이를 가르치지 않는다. 그 대신 '취업을 위한' 지식을 가르치고 직업교육을 한다.

그래서 돈과 금융에 관해서는 부모가 가르치거나 스스로 공부와 경험을 통해 익히는 수밖에 없다. 그러나 불행하게도 대부분의 가난한 부모들은 돈과 금융에 관해 아는 것도 배운 것도 별로 없다. 가난의 대물림이라는 무서운 현실 앞에서 불안해하는 것 말고는 할 수 있는 게 없다. 반면에 부자들은 경제지식과 금융지능으로 무장되어 있으며 자녀에게도 그것을 가르친다.

비록 당신이 부모로부터 금융지능을 물려받지 않았더라도, 물려줄 재산이나 가진 게 없더라도 자녀들에게 경제지식과 금융지능을 물려주는 노력은 해야 하지 않을까?

■ 경제적 목표와 수단

가난한 사람들은 대체로 '경제적 안정'에 초점을 둔다. 학교에서 좋은 성적을 얻어 안정된 직장에 들어가거나, 평생을 책임질 직업을 얻어 편안하게 살고 싶어 한다. 그래서 목표로 하는 것이 대기업 입사이고, '사(士)'자가 붙은 직업이다.

나 또한 봉급과 연봉에 초점을 두고 승진과 높은 보수를 찾아 움직였다. 남과 봉급의 많고 적음을 비교하며 때로는 우월감을 때로는 패배감을 느꼈고, 가능한 오랫동안 일할 수 있기를 바랐다.

얼마 전에 직장을 나와 잠시 쉬고 있는 후배를 만났는데, 얼굴에 어두운 그림자가 보였다.

"무슨 걱정이 있니?"

"여기저기 이력서를 내고 있는데 생각보다 새 직장이 안 구해지네

요."

"실력이 있으니 곧 구해질 거야. 지금은 시간 여유가 있으니 이참에 새로운 기회에 대해 알아보고 공부도 해보면 좋지 않을까? 언젠가는 자신의 일을 해야 하니 말이야.

"글쎄요. 그렇기는 하지만, 빨리 새 직장을 구하는 게 더 중요해요. 지금은 다른 생각을 할 여유가 없어요."

"……."

인간의 평균수명이 100세 시대를 향해 가고 퇴직 후의 삶이 수십 년인 이때에 언제까지 다른 사람이 주는 일에만 의존해 살아갈 것인가? 결국 정부나 자녀, 혹은 다른 누군가에게 기대어 살게 될 가능성이 크다. 그러다가 '할 수 없이' 자영업에 매달리는 사람들도 많은데 상황에 떠밀려서 시작한다면 오히려 성공은 멀어진다. 반면에 부자들은 '경제적 자유'를 추구한다. 일자리가 아닌 사업과 투자에 관심을 갖고 도전한다. 작아도 자신이 주인이 되는 기회를 원하고, 일자리를 찾는 사람들을 고용해 더 큰 부와 성공을 향해 나아가려 한다. 그들은 봉급과 연봉이 얼마인지보다 자산과 그 자산으로부터 발생하는 '현금흐름'을 더 중요하게 여긴다.

어찌 보면 '경제적 안정'과 '경제적 자유'는 반대말이다. 로버트 기요사키는 안정을 추구하며 사는 사람들은 안정을 잃을까 늘 두려워하기 때문에 안정적인 삶을 누리지 못하는 아이러니를 지적한다. 반면에 '자유'는 도전과 투쟁을 통해 얻어지는 경우가 많다. 안정을 추구하는 사람들보다 더 많은 어려움과 실패와 좌절을 감내해야 하지만, 그 과정을 통해 획득한 경제적 자유는 특별한 즐거움을 오랫동안 누리게 해주며 다른 가치들을 볼 수 있게 해준다. 먹이를 찾아 하늘을 나는 독수리처럼 삶의 과정이 불안정해 보일 수도 있지만 역동적이다.

많은 사람들이 직장에 매달리면서도 부자가 되고 싶어 한다. 그러나 생각해보자. 어느 누가 더 이상 일을 안 해도 될 만큼 충분한 보수를 준단 말인가?

■ 실패와 위험에 대한 태도

'위험은 피해야 한다.' 우리는 학교에서도 사회에서도 그렇게 배워왔다. 실수를 하면 야단을 맞고, 성적이 나쁘면 안정된 일자리를 얻기 어렵다. 실수와 실패는 좀처럼 용인되지 못한다. 직장에서는 더 그렇다. 그 결과 거의 모든 사람들이 위험과 실패에 지극히 방어적인 태도를 갖게 되었다.

그러나 인생에서 어려움과 장애물 없는 나아감이 어디 있을까? 피할 수 없다면 걸려 넘어지더라도 다시 일어나 뛰어넘어야 한다. 몇 번 넘어지고 나면 어린아이도 자전거를 잘 탈 수 있는 법이다.

그렇듯 부자들은 실수와 실패의 경험을 배움의 기회로 만든다. 어차피 피할 수 없다면 주도적으로 맞서 경험하고 기회로 만들려고 노력해야 한다. 실수와 실패는 성공의 과정에서 위험을 극복하고 통제하는 법을 알려주는 가장 좋은 스승이다.

실패라는 단어가 없다면 성공이라는 단어도 있을 수 없다. 실패를 피하려 한다면 성공도 피해 간다는 사실을 알아야 한다. 성공을 현미경으로 들여다보면 작은 성공과 실패의 경험들로 가득 차 있다.

■ 시간에 대한 통제력

인생은 시간의 연속이다. 아니, 시간이 곧 삶이다. 그러니 시간을 대하는 생각과 태도, 시간을 쓰는 습관이 서로 다른 인생을 만들어가는 것이다.

가난한 사람들은 대체로 늘 바쁘다. 일일 노동자이든 직장인이든 전문직이든, 돈과 시간을 교환함으로써 얻는 수입에 삶을 의존하기 때문이다. 그렇기에 어떻게든 더 많은 시간을 돈과 바꾸려고 한다. 돈을 시간보다 더 소중하게 여긴다.

하지만 돈과 바꾸지 못하는 시간에 대해서는 종종 그 가치를 가벼이 여긴다. 그저 '바쁘다 바빠!'를 입에 달고, 자투리 시간에는 '무언가를 하기에는 충분하지 않아!'라는 핑계를 대며 중요하지도 시급하지도 않은 것들에 시간을 쓰거나, 예능과 오락, TV와 스마트폰에 매달려서 시간을 소비한다.

반면 부자들은 돈보다 시간을 귀하게 여긴다. 때로 돈을 주고 다른 사람의 시간을 사기도 한다. 그리고 자투리 시간이라도 소중히 여긴다. 작은 시간들이 모여 '무엇을 하기에 충분한' 시간이 만들어

짐을 너무나 잘 알기 때문이다. 또 필요할 때는 시간을 '만들어 투자'한다. 필요한 지식과 정보에 귀를 기울이며, 책을 읽고 세미나에 참석하며, 사람들과의 좋은 관계를 위해 시간을 할애한다. 그러면서도 가족과 함께 여행을 하고 삶의 여유를 찾아 새로운 활력을 얻는다.

🔊 **Rich's Keypoint**

시간은 아껴 쓰는 소비의 대상이 아니라, 만들어 투자하는 자산이다!

당신의 부자 점수를 매겨보자

이제까지 살펴본 차이점들을 기준으로 옆에 제시한 표를 참고하여 스스로를 평가해보자. 나의 경우 과거에는 가난한 사람의 전형이었다. 당신은 어떠한가?

루비 페인의 지적대로 부자와 가난한 사람은 돈이 많고 적음의 문제를 넘어 생각과 태도에서 확연한 차이가 난다. 그렇다면 부자들의 그것들을 배우고 따라하면 내일은 오늘보다 더 부자가 되어 있지 않을까? 이제 결심만 하는 개구리에서 벗어나 용감히 물에 뛰어들어라. 지금이 바로 그때다!

:: 부자인 사람과 가난한 사람의 차이

	부자인 사람	가난한 사람
경제적 목표	• 경제적 자유를 추구한다. • 역동적이며 주도적인 삶을 즐기고, 크고 작은 성취에 의미를 둔다.	• 안정에 초점을 맞춘다. • 현재의 안정과 편안함에 안주하려고 하며, 변화를 두려워한다.
부에 대한 태도	• 늘 더 나은 삶, 더 자유로운 삶을 꿈꾸며 새로운 기회를 찾아 변화를 시도하고 앞으로 나아가려 한다.	• 주어진 분수 안에서 사는 것이 행복이라고 믿고, 현실에 만족하도록 스스로를 합리화하고 격려한다.
교육에 대한 생각	• 여유로운 삶을 위해 경제지식과 금융지식이 중요하다는 걸 안다. 자녀에게도 돈과 금융에 대해 가르친다.	• 좋은 학교와 좋은 성적, 스펙을 쌓고 안정적 직업을 얻는 것을 매우 중요하게 여긴다.
삶의 수단에 대한 관점	• 꾸준한 현금흐름을 발생시키는 자산 구축에 초점을 둔다. • 자산에 대한 투자와 그 결과로 얻어지는 지속적 수입과 현금흐름에 관심을 둔다.	• 봉급과 연봉에 초점을 두고 일자리와 높은 보수를 찾아 움직인다. • '할 수 없이' 뛰어드는 자영업의 경우도 당장의 매출과 수입이 초점이고 판단의 기준이다.
위험과 실패에 대한 태도	• 위험은 극복할 수 있거나 통제 가능하다. • 실수와 실패는 성공의 일부이며, 또 위험은 기회의 또 다른 이름이므로 위기일 때 더 큰 열정을 보인다.	• 위험과 실수, 실패는 가급적 피해야 한다고 생각한다. • 변화와 새로운 기회에 두려움을 느끼고, 마주치지 않기 위해 여러 가지 핑계가 앞선다.
시간에 대한 태도와 통제력	• 시간은 가장 귀한 자산이므로 자신이 소중해하는 가치에 투자한다. 필요하다면 시간을 사기도 한다. • 우선순위를 정해 시간을 통제한다.	• 시간과 돈을 교환하느라 여유가 없고 늘 바쁘다. 하지만 돈과 바꾸지 못하는 시간은 소비의 대상이다. • 돈이 시간보다 소중하다.
사람을 만나고 시간을 보내는 방법	• 책과 경제 뉴스를 많이 보고, 배움의 자리를 찾아다닌다. • 아이디어와 정보를 교환하고 사업과 투자 등의 이야기를 나누는 사람들과 교제한다.	• 많은 시간을 TV와 스마트폰과 오락에, 또한 연예나 스포츠 등의 시중 가십거리로 시간을 보낸다. • 쉬운 사람들, 부담 없는 사람들과 보내는 시간이 많다.

나도 부자가
될 수 있을까?

성공의 제1법칙

'성공은 성공한 사람에게서 배운다.'

성공의 제1법칙이다. 부자가 되려면 부자에게서 배워야 한다. 배울 곳이 있고 기회가 있는데 혼자 깨우치겠다고 고집하는 것은 어리석은 일이다. 혼자서 자수성가해 부자가 된 경우도 있지만, 자세히 들여다보면 그들에게도 스승이 있었다. 꿈을 이루는 데 큰 가르침을 주었다면 무엇이든 스승이 된다. 좋은 책 한 권이 스승이 될 수도 있다.

부유하다는 것은 단순히 돈이 많다는 것만 의미하지 않는다. 당장 돈이 없어도 부자라고 할 수 있는가 하면, 돈이 많아도 곧 가난해질 사람이 있다. 복권에 당첨된 사람들이 얼마 못 가서 다시 가난해지는 것은 부자들의 사고와 삶의 방식을 알지 못했기 때문이다.

인간은 모방의 동물이다

사실 인생은 '모방'에서 시작된다. 걸음마를 시작하고 말을 하고 글을 쓰는 것도, 재능을 키우거나 일을 배우는 것도 누군가를 따라하고 누군가로부터 가르침을 받음으로써 이루어진다.

무협소설이나 영화에서 재주나 능력이 뛰어난 주인공들은 예외 없이 뛰어난 스승을 만난다. 배우고 따라할 수 있는 스승을 만나지 못하면 고수가 될 수 없는 법이다. 마찬가지로 부자가 되고 싶다면 부자로부터 배우는 것이 가장 좋다. 부와 성공에 관한 책을 읽고 경제적으로 성공한 사람들의 이야기에 감탄과 부러움으로 귀를 기울이는 것이다. '부자에게 점심을 사라', '부자의 줄에 서라'와 같은 책들이 많은 것도 같은 이유일 것이다. 워렌 버핏과의 점심식사에 수백만 달러를 지불하는 이도 있지 않은가? 어느 세미나에 참석했는데 강사가 물었다.

"웃으면 복이 오는 걸까요? 아니면 복이 와야 웃게 될까요?"

놀랍게도 참석자 대부분이 '웃으면 복이 온다'는 데 손을 들었다. 그런데 그들이 정말 그렇게 믿고 있을까? 그래서 실제로 늘 먼저 웃는 삶을 살고 있는 걸까? 이는 잘 알려진 Be-Do-Have 성공모델에서 모범답안을 찾을 수 있다. 이미 되었다고[Be] 상상하고 그에 따른 생각과 태도를 갖고 그에 걸맞은 노력과 행동을 하면[Do] 실제 그렇게 이루어진다[Have]는 것이다.

●'복을 많이 받으면[Have], 늘 웃을 일이 많고 즐거울 테니[Do]

행복해지지 않을까[Be]'는 Have-Do-Be의 순서다. 그런데 어떻게 하면 복을 많이 받을 수 있는지는 알려진 바가 없다. 그 대신 즐겁고 행복하다고[Be] 스스로 믿고 늘 웃으며 밝게 산다면 [Do] 복이 굴러 들어오지[Have] 않을까?

- '돈이 많으면[Have] 사업도 하고 투자도 해[Do] 모든 면에서 여유로운 부자[Be]가 될 텐데' 하면서 큰돈이 생기기만을 기다린다고 부자가 되진 않는다. 반면에 스스로 부자가 된 모습을 상상하고[Be] 부자들의 관점과 생각을 배워 자산을 쌓아가는 올바른 투자를 꾸준히 하면[Do] 금전적으로 시간적으로 자유로운 부자[Have]가 되어 있지 않을까? 행복한 부자 말이다.

어떤 부자가 되고 싶은가?

혹자는 자기 분수를 알고 현실에 만족하면서 가난하지만 욕심 없이 사는 것, 즉 '마음만 부자라면 부자'라고 말한다. 정말 그럴까? 살아오면서 집안 형편과 투자 실패 등으로 몇 차례 경제적 어려움과 고통을 겪어본 나는 이 질문에 명확히 답할 수 있다. '금전적으로 가난한 삶은 행복해질 수 없다'고 말이다. 적어도 나는 그런 삶은 자신이 없다.

'어떤 부자가 되고 싶은가?' 하는 질문에 답하는 게 그리 쉬운 일은 아니다. '당신의 꿈은 무엇입니까?'와 같이 구체적인 미래[To Be]를 묻는 것이기 때문이다. 하지만 앞으로 나아가기 위해서는 그 대답을 반드시 해야 한다. 건물을 지으려면 세세한 설계도가 나오기 전에

전체적인 조감도가 필요한 것처럼 말이다.

어느 일간지에서 금융자산 10억 원 이상을 갖고 있는 사람들을 조사해 이들에게 '수퍼(super)부자'라는 이름을 붙였다. 금융자산이란 현금 또는 즉시 현금으로 인출 가능한 예금이나 유가증권 등 소위 유동성이 있는 종이자산을 일컫는다. 그런데 10억 원들 가진 그들은 정말 돈 걱정 없이 여유롭고 행복한 삶을 살고 있을까? 큰 부자라고 알려진 사람들이 비난받을 만한 일을 하고 감옥에 가는 일도 많은데, 결코 행복한 모습은 아니다. 그 이유가 뭘까? 돈이 없어 금전적으로 고생하는 것보다 낫겠지만, 돈이 많아서 오히려 걱정이 생긴다면 이 또한 진정한 부자의 모습은 아니다. '내가 원하는 부자의 모습은 무엇일까?'라고 진지하게 물어본 적이 있다. 제대로 된 대답을 찾지 못하고 있는데 로버트 기요사키에게서 아주 새롭고 특별한 부자의 정의를 발견하게 되었다.

'부유함이란 우리가 물리적으로 일하지 않으면서도 삶의 질을 유지하면서 생활할 수 있는 날들(days)의 수(number)이다.'

얼마나 많은 돈을 가지고 있는지 보다 얼마나 오랫동안 여유로운 삶을 유지할 수 있는지가 부의 핵심이라는 뜻이다. 부유함, 즉 부의 크기가 돈의 많고 적음이 아닌 시간의 크기로 정의된다는 사실에 놀랐다. 내가 부를 돈의 많고 적음으로 저울질하고, 돈이 많아도 걱정이 없을 수 없는 삶의 무게를 핑계로 대고 있을 때 기요사키는 '여유로움이 지속되는 시간의 크기'로 부를 정의 내린 것이다. 부자가 된다는 것은 '평생 돈 걱정 없이' 살고 싶은 것이었음을 새삼 공감했다. 여기서 '평생' 역시 시간의 단위이다. '돈 걱정 없는 평생부자의 삶 [To Be]'에 당신도 동의한다면 이제부터는 그 꿈을 향해 수단과 방법 [To Do]을 찾아 나아가야 한다.

지혜를 더해야 한다

돈만 많으면 부자가 될 거라는 막연한 생각을 확장시켜서 어떻게 살고 싶은가 하는 삶의 모습이 조금 더 분명해졌다. 더 간단히 표현하면 '생계를 걱정하지 않는 자유로운 삶'이다. 물론 호사스러운 소비도 때때로 할 수 있다면 더욱 좋겠지만.

부자가 되려면 금융지능에 더하여 삶과 사람에 대한 '지혜'가 더 필요하다. 결국 돈과 행복은 지혜가 부족하고 가난한 사람들에게서 빠져나와 지혜로운 사람들에게로 흘러들어갈 것이기 때문이다.

나는 '생계를 걱정하지 않는 자유로운 삶'이라는 부자의 정의를 삶의 경제적 목표로 삼아 배우고 노력하다 보니 미처 알지 못하고 이해하려고도 하지 않았던 새로운 수단을 만나 지금에 이르렀다. 고정관념을 버리면 누구나 지혜로워진다.

Part 2

Action!
평생부자가 되기 위해
해야 할 것들

• • •

'이해할 수 없다면 소유할 수 없다.' 문호 괴테의 말이다.

세계적인 부호이면서 투자의 귀재로 알려진 워렌 버핏은

'위험은 자신이 무엇을 하고 있는지 모를 때 다가온다'고 했다.

이들의 말이 나에게는 같은 의미로 해석된다.

그리고 무엇인가를 그저 열심히만 한다고 해서

부자가 되지 못하는 이유로도 이해된다.

소비냐
투자냐

소비를 위한 돈, 투자를 위한 돈

우리는 큰돈이 생겨야 비로소 투자할 곳을 찾아 더 크게 불리고 싶어 한다. 그런데 살면서 예기치 않은 큰돈이 생길 가능성은 얼마나 될까? 상황이 이러한데 작은 돈이 생길 때마다 써버린다면 언제 투자를 하고 돈을 불려 금전적인 여유를 찾을 수 있겠는가?

우리는 큰돈을 가진 사람을 '부자'라고 부른다. 사람들은 큰돈이 생겨야 비로서 투자를 생각한다 했으니 큰돈을 가진 부자들은 늘 투자를 생각한다고 해도 맞는 아닐까?《계층이동의 사다리》의 저자인 루비 페인도 '빈곤층에게 돈이란 소비하는 것이고 부유층에겐 보존하고 투자하는 것'이라고 지적한다. 즉 가난한 사람은 소비를 생각하고, 부자는 투자를 생각한다는 것이다.

이렇듯 부자와 가난한 사람들을 가르는 가장 큰 차이는 '지금 가지고 있는 것을 투자할 것인가? 소비할 것인가?' 하는 선택과 태도에

있다. 부자에게 돈은 지금의 만
족을 위해 써버리는 것이 아니라
더 나은 미래를 위해 투자하고 키
우는 대상이다.

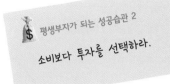

평생부자가 되는 성공습관 2
소비보다 투자를 선택하라.

결국 당신이 부자가 될 것인지는 지금 소비를 위해 돈을 벌고 있는
지, 투자를 위해 돈을 벌고 있는지를 보면 알 수 있다. 당신은 지금 무
엇을 위해 돈을 벌고 있는가?

> 🎧 **Rich's Keypoint**
>
> 가난한 사람은 소비를 위해 돈을 벌고, 부자는 투자를 위해 돈을 번다.
> 당신은 무엇을 위해 돈을 버는가?

소비와 투자의 가계경제 사이클

소비는 우리 삶에서 매 순간 이루어진다. 그래서 사람들은 수입과
지출의 현금흐름 속에서 소비의 질을 높이려 애쓴다. 소비의 질이 곧
삶의 질이기 때문이다. 그런데 소비의 질을 지금보다 더 높이려면 의
미 있을 정도의 훨씬 많은 수입이 필요할 것이고, 그러려면 어떤 행
태든 투자가 선행되어야 한다. 이를 '가계경제 사이클'이라고 한다.

1) 수입 : 수입의 형태는 아주 다양하다. 직장에서 받는 봉급, 사업에
서 벌어들이는 수입, 투자수익 혹은 이자수익, 연금 등이 있다. 월 단
위의 경제 사이클을 생활의 기준으로, 매월 수입이 있는 직장을 선

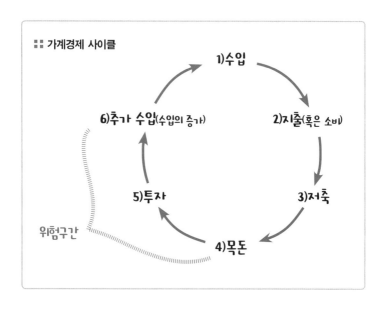

∷ 가계경제 사이클

1)수입

2)지출(혹은 소비)

3)저축

4)목돈

5)투자

6)추가 수입(수입의 증가)

위험구간

호하고 연금이나 월세 혹은 정기적인 이자수입을 부러워한다.

2) 지출 : 돈이 호주머니에 들어오면 여러 형태의 지출이 기다리고 있다. 세금과 원천징수, 대출이자·카드대금 등을 우선 납부하고 남은 돈으로 생존을 위한 소비를 한다.

3) 저축 : 당신이 저축을 하고 있다면, 평균 우리나라 국민 1인당 가계빚이 수천만 원에 이르는 현실에서 행복한 사람이다. 아니 어떤 면에서는 부자라고 할 수 있다.

4) 목돈 : 저축으로 목돈을 만드는 이유는 비상시를 대비하거나 덩치 큰 소비를 하거나 빚을 갚기 위한 것이기도 하지만, 저축을 통해 목돈을 만들어 투자를 해야만 추가 수입이 발생해 지출을 늘

릴 수 있기 때문이다.

5) 투자 : 여윳돈으로 투자를 할 정도가 되면 삶의 수준을 높일 수 있는 희망이 생긴다. 금융상품이나 부동산에 투자할 수 있고, 규모에 맞는 사업을 시작할 수도 있다.

6) 추가 수입 : 추가 수입이 생기면 지출의 여력을 키워 삶의 질을 높일 수 있고, 저축을 늘려 또 다른 투자를 할 수도 있다.

7) 위험구간 : '목돈-투자-추가 수입' 부분을 위험구간이라 부른다. 그 이유는 목돈이 소비나 잘못된 투자로 이어지는 경우가 많고, 올바른 투자라 하더라도 경험 부족과 불확실성으로 인해 추가 수입이 항상 보장되지 않기 때문이다. 이런 이유로 많은 사람들이 투자에 두려움을 갖고 있으며, 실제로 어려움을 겪는다.

이것이 우리 가계경제의 모습이다. 물론 기업경제나 국가경제도 사용하는 용어가 다를 뿐 크게 다르지 않다. '소비를 위해' 돈을 번다는 것은 경제 사이클 상에서 '수입→소비→수입→소비'의 반복을 뜻한다. 저축을 통해 목돈을 마련하는 것도 승용차를 구입하는 등의 소비가 목적이다. 문제는 목돈으로 덩치 큰 소비를 한다면 일시적인 만족감을 느낄 수는 있으나 오히려 비용 지출이 늘어나 결국에는 현금흐름을 위협하게 된다는 것이다. 반면에 '투자를 위해' 돈을 버는 사람은 '수입→저축→투자→추가 수입' 사이클에 목표를 둔다.

그런데 왜 많은 사람들이 삶의 질을 높이고 부자가 되고 싶어 하면서도 '소비를 위해 돈을 버는' 사이클에서 벗어나지 못할까? 왜 투자보다는 소비를 선택하게 될까?

가장 큰 이유는 소비가 즉각적인 만족과 즐거움을 주기 때문이다. 우리를 둘러싼 소비는 형태가 다양하고 유혹이 강해 뿌리치기 어렵다. 반면에 투자는 미래의 더 큰 부를 위한 선택이요 결정이다. 만족과 즐거움이 즉각적이지 않다. 그러면서도 미래의 성과가 불확실하고 어렵게 모은 돈을 잃을 수도 있다. 주변의 여러 경험과 통계로 보면 사실 잃을 가능성이 더 크다. 당장의 즐거움을 포기한 대가치고 결과는 가혹할 수도 있다는 말이다. 그럼에도 우리는 소비 대신 투자를 선택해야 한다. '저축→투자→추가 수입'의 사이클을 실천해야 한다. 그래야 근본적으로 삶의 질을 높일 수 있다. 그 사이클이 위험 구간에 속한다 하더라도 말이다.

소비는 그 즐거움과 만족이 즉각적이고 감정적이다. 그러나 투자는 그 즐거움과 만족을 나중으로 미루는 선택이다. 부자는 이러한 '만족 지연 능력'을 가진 사람들이다.

부자들은 늘 추가 수입을 벌어다줄 기회와 투자를 생각한다. 진정한 의미의 '투자'는 만족 지연이라는 감정적 능력을 요구한다. 이것은 돈의 문제를 넘어서는 생각과 태도의 차이이다.

🔊 Rich's Keypoint

소비는 감정이다. 부자가 되고 싶다면 먼저 돈을 쓰고 싶은 감정을 통제할 수 있어야 한다. 만족 지연 능력은 감정의 통제력에서 나온다.

무엇에
투자할 것인가?

우리가 '저 사람 부자인가 봐'라고 말할 때 그 기준은 돈의 씀씀이다. 비싼 차를 몰거나 큰 집에 사는 사람을 보고 부자일 거라고 짐작하는 것도 '그 유지 비용을 감당할 수 있을 정도라면 돈에 구애받지 않고 사는 사람일 것'이라고 예상하기 때문이다.

그렇다면 항상 호주머니가 두둑하도록 돈을 넣어주는 것에 투자하면 된다. 이를 '자산'이라고 정의하자. 여기서 자산은 재산과 유사한 의미로 '가진 것'을 의미하는 학문적 정의와는 달리 '수입원'을 의미하는 금융지능적 정의이다. 내 호주머니에 돈을 넣어주는 것이 있다면 돈을 빼가는 것도 있을 것이다. 바로 부채다.

결국 늘 호주머니가 두둑하려면 부채가 아닌 '자산에 투자해야 한다'는 결론이 나온다. 이는 지속적으로 수입을 발생시키는 '수입원'에 투자를 하라는 뜻이고, '매일 황금알을 낳는 거위'를 키우라는 이야기다.

"부자가 되기 위한 투자의 대상은 자산이다."

너무나 심플하고 명쾌한 정의이다. 주목할 것은 '지속적'이라는 표현이다. 이는 아주 특별한 의미로, 자산의 크기가 부의 척도라면 일시적이냐 지속적이냐 하는 시간의 개념은 진정한 자산이냐 아니냐를 결정짓는 기준이 된다. 이러한 정의는 '부유함이란 우리가 물리적으로 일하지 않으면서도 삶의 질을 유지하면서 생활할 수 있는 날들(days)의 수(number)'라고 정의한 것과 그 맥을 같이한다.

자산이 '호주머니에 지속적으로 돈을 넣어주는 것'이라면 무엇이 그렇게 해줄 수 있을까? 우선 '현금'을 생각해보자. 현금은 당연히 자산이라고 생각되지만 실제로는 호주머니에 아무것도 추가로 넣어주지 못할뿐더러 지속적이지도 않다.

그 외에도 자산으로 봐야 할지 모호한 것들이 많다. 내가 취득한 자산관리사 자격증은 자산일까? 내가 산 주식은 아직 이익이 실현되지 않는데 자산이라고 볼 수 있는 걸까? 그렇다. 올바른 투자를 위해서는 무엇보다도 자산과 부채를 구분하는 것이 선행되어야 한다. 그래서 나는 자산의 정의에 '지속성'과 '미래'라는 시간의 개념을 추가했다.

돈의 흐름은 미래의 시간을 포함할 때 보다 이해가 쉽기 때문이다. 이 확장된 자산의 개념은 현금흐름을 이해하고 통제하는 데 매우 유용하다.

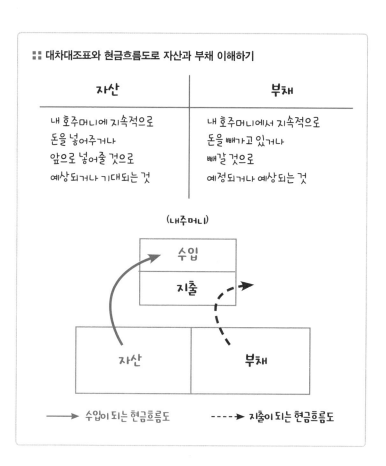

대차대조표와 현금흐름도로 자산과 부채 이해하기

자산	부채
내 호주머니에 지속적으로 돈을 넣어주거나 앞으로 넣어줄 것으로 예상되거나 기대되는 것	내 호주머니에서 지속적으로 돈을 빼가고 있거나 빼갈 것으로 예정되거나 예상되는 것

(내주머니)

수입

지출

자산

부채

⟶ 수입이 되는 현금흐름도   ----▶ 지출이 되는 현금흐름도

물지게와 파이프라인

이와 같은 자산과 부채의 새로운 정의는 아주 특별하거나 새로운 것이 아닐 수도 있다. 하지만 단순히 '가진 것 = 자산'이라는 일반적인 인식과는 분명히 구별된다. 버크 헤지스(Burk Hedges)의 《파이

프라인 우화(The Parable of the Pipeline)》 또한 이를 이야기로 풀어내고 있다.

옛날 이탈리아의 한 작은 마을에 성공을 꿈꾸는 두 청년 브루노와 파블로가 살고 있었다. 돈을 벌어 부유하게 살고 싶은 두 청년에게 어느 날 기회가 왔다. 마을에서 멀리 떨어진 산꼭대기 호수에서 물을 길어 마을에 있는 물탱크를 채우는 일을 하게 된 것이다. 두 청년은 매일 열심히 양동이 물지게로 물을 길어 날랐다. 시간이 흐를수록 두 사람은 요령이 생겨 더 큰 양동이로 물을 날라 돈을 더 빨리 모을 수 있었다.

브루노는 현재의 생활에 만족했다. 결혼도 하고 아이들도 키우며 집도 장만하고 주변 사람들에게 인심도 쓰는 등 남 부러울 것이 없었다. 꿈이 하나씩 이루어지는 것 같은 느낌이었다.

그러나 파블로는 브루노와 달리 양동이로 물을 나르는 일은 한계가 있다고 생각했다. 언제까지 힘든 물지게를 질 수 있을지, 지금의 수입을 계속 유지할 수 있을지 알 수 없었다. 세월이 흐르고 체력이 떨어지면 일은 점점 힘들어질 것이고, 그러면 힘 좋은 다른 사람이 이 일을 가져갈 것이다.

고민하던 파블로는 호수에서 마을까지 파이프라인을 놓으면 매일 양동이를 지고 다니지 않아도 물을 공급할 수 있을 것이라고 결론지었다. 물론 파이프라인을 건설하는 것은 쉬운 일이 아니다. 많은 시간과 노력과 비용이 들 것이며, 무엇보다도 파이프라인을 건설하는 동안에는 지금처럼 많은 물을 길어 나를 수 없어 수입이 줄어들 게 뻔했다. 그러나 지금의 방식이 한계가 있음을 깨달은 이상 현실에 안주하면서 지낼 수는 없었다. 파블로는 친구이면서 동업자인 브루노에게 생각을 털어놓고 함께 파이프라인을 건설하자고 제안했다. 힘을 합친다면 건설하는 시간을 훨씬 단축할 수 있고, 좋은 생각과 기회를 친구와 함께한다는 가치도 있을 것이다.

"브루노, 함께 파이프라인을 건설하자. 지금은 힘이 들겠지만 나중에 아주 편해질 거야. 물지게를 지지 않아도 평생 돈을 벌 수도 있어!"

"내가 왜 그래야 해? 나는 지금이 좋아. 아이들이 커가니 당장 돈을 더 벌어야 해. 나는 미래를 위해서라도 현재에 더 충실해야 한다고 생각해."

"그렇지만 우리가 언제까지 양동이를 나를 수는 없잖나? 그러니 이제는 멀리 내다보아야 하지 않을까?"

"글쎄, 나중에 무슨 수가 생기겠지. 난 지금의 안락한 생활을 포기할 수 없어. 수입이 줄면 당장 생활비와 아이들 교육비도 막막해져. 파이프라인이 정말 잘될지 알 수 없는 노릇이고 말야. 미래는 불확실하지만 열심히 돈을 벌어 모아놓으면 별 문제가 없을 거야."

결국 파블로는 혼자서 파이프라인을 건설하기 시작했다. 그동안 모은 돈을 투자하고, 잠자는 시간과 물지게 지는 시간을 줄여가며 힘을 쏟았다. 마침내 파이프라인이 완성되었다. 이전보다 훨씬 더 깨

끊하고 충분한 양의 물이 파이프라인에서 쉼 없이 나왔다. 파블로는 마을에서 가장 환영받고 존경받는 부자가 되었다.

[이야기 중의 대화는《파이프라인 우화》저자의 의도를 훼손하지 않는 범위에서 각색을 한 것이다. 안정을 해칠까 하는 두려움에 '직장에만 충실하고 다른 기회들을 외면하는 친구와 대화를 했다면…' 하는 가정 하에 말이다.]

이 이야기는 물지게와 파이프라인의 차이를 분명하게 보여준다. 더 이상 한계가 있는 노동수입에 의존하지 않고 대신 호주머니에 지속적으로 돈을 넣어주는 파이프라인 시스템과 자산을 만들어야 함을 일깨우고 있다. 평생부자의 개념이다.

〰️ **Rich's Keypoint**

'자산 = 파이프라인 = 지속적으로 호주머니에 돈을 넣어준다.'
부자가 되려면 = 자산은 Up↑, 부채는 Down↓

자산과 부채를
명확히 구분하라

부자보다 가난한 사람이 많은 이유

호주머니가 마르지 않도록 현금을 넣어주는 자산을 키우면서 부채를 줄여가는 것이 부자가 되는 공식임을 확실히 이해했을 것이다. 그런데 이렇듯 이해하기 쉬운 공식이 있음에도 왜 부자보다 가난한 사람들이 훨씬 많을까? 이제까지 살펴본 내용으로 그 이유를 세 가지로 요약할 수 있다.

첫째, 투자보다는 당장의 만족을 주는 소비에 붙들려 있기 때문이다. 그리고 종종 투자와 소비를 혼동한다. 반짝인다고 다 금이 아니라는 것을 기억하자.

둘째, 자산과 부채를 구분하지 못하기 때문이다. 많은 경우 자산에 투자한다고 하면서 부채를 구입하기도 한다.

셋째, 변화를 두려워하고 여러 가지 핑계를 대며 현재에 안주하려 하기 때문이다. 또 '지금'과 '빨리빨리'에 익숙해 '기다림'과 '꾸준함'을 힘들어 하는 성향은 부자의 꿈을 이루는 데 큰 장애물이다.

자산 - 부채 대차대조표의 이해

사람들이 자산과 부채를 명확히 구분하지 못하는 이유 중 하나는 일반적으로 사용하는 재산 또는 재무회계학적 자산의 의미와 금융지능적 정의가 다르기 때문이다. '재산(property)'은 황금알처럼 '가진 것' 혹은 '팔았을 때 돈이 될 수 있는 것'을 지칭하는 일반적 의미이며, '자산(asset)'은 주로 기업조직에서 사용하는 재무회계학적 용어로 경제적 가치가 있거나 경영활동에 이용할 수 있는 재화를 총칭하는데, 자기자본과 부채의 합으로 표시된다.

'재산 또는 재무회계학적 자산(총 재화)
= 자본(내 것) + 부채(빌린 것)'

이때 부채는 더 큰돈을 벌기 위한 레버리지(타인의 자본을 이용해 투자에 대한 자기자본의 이익률을 높이는 것)로 정의되면서 자산의 일부로 간주된다. 이것은 기업들이 잘못 관리되고 운용되면 더 큰 위험을 가져올 수 있는 걸 알면서도 자기자본보다 훨씬 더 큰 부채를 수용하는 이유이기도 하다. 그러나 이러한 개념은 금융지식이 부족한 개인에게는 오히려 혼란을 준다. 개인이 부채를 활용하는 레버리지를 일으켜 이익을 만들어내는 것이 어렵기 때문이다. 반면 금융지능

:: 재산 또는 재무회계학적 자산의 관점으로 본 나의 20년 전 재무 상태

재산(가진 것)	부채
- 아파트 - 승용차 - 피아노 - 약간의 저축과 적금	- 아파트 구입 담보대출금 - 승용차 할부금 - 다음 달 갚아야 할 카드 대금

:: 금융지능적 관점으로 본 나의 20년 전 재무 상태

자산	부채
- 약간의 저축과 적금	- 아파트 구입 담보대출금 - 승용차 할부금 - 다음 달 갚아야 할 카드 대금 - 아파트 - 승용차/피아노/골프채 등

적 자산의 정의는 무엇이든 '내 호주머니에 지속적으로 돈을 넣어주는 것'을 의미한다.

나는 새로운 정의를 바탕으로 나의 20년 전 대차대조표(재무상태표)를 그려보았다. 그리고 그 차이는 스스로 놀라울 정도였다.

나는 남들이 부러워할 만한 회사에서 부러워할 만한 지위에 있었지만 사실 체감하는 호주머니 사정은 늘 빠듯했고, 마음 한켠에는 미래에 대한 불안감이 늘 있었다. 왜 그런지를 몰랐는데, 금융지능적 관점으로 재무 상태를 분석하고 나니 그 이유가 분명해졌다. 내가 가지고 있는 모든 것이 비용을 유발하는 부채인데 수입은 자산 항목에 적지도 못하는 직장에서 받는 봉급이 전부였다. 매달의 봉급으로 그 많은 부채들을 감당하고 있었다니! 그런데 만약 직장의 수입이 갑자기 끊긴다면? 생각만 해도 끔찍했었다.

내가 가진 것은 자산일까, 부채일까?

자산과 부채를 구분하는 것은 부자가 되는 첫걸음이다. 우리의 삶에서 경제적으로 큰 비중을 차지하는 몇 가지 경우에 대해 자산인지 부채인지 구분해보자.

■ 내가 소유한 집

당신이 살고 있는 아파트는 어떨까? 자산일까?

당신의 아파트는 안타깝지만 자산이 아닌 부채다. 하룻밤 자고 나면 아파트 가격이 오르던 때만 기억하는 사람이나, 오랫동안 열심히 돈을 모아 어렵게 집을 마련한 사람들은 자산이라고 주장하고도 싶을 것이다. 하지만 주택은 부채임이 확실하다. 각종 세금에 관리, 유지비 등 당신의 호주머니에서 끊임없이 돈을 빼간다.

"내가 은행에서 어렵게 담보대출을 받아 장만한 아파트가 부채라고? 그럼 나는 열심히 저축해서 모은 현금(자산)에 부채(대출)를 더해 부채(아파트)에 투자한 셈이란 말인가?"

금융지능적 관점에서의 나의 대답은 "그렇다"이다. 하우스 푸어(house-poor)란 말이 요즘 심심치 않게 들린다. 열심히 돈을 모아 아파트를 갖는 꿈은 이루었지만 부자의 꿈에서는 멀어지고 있는 현실 말이다. 어쩌면 '무늬만 부자'이기가 쉽다.

■ 승용차 · 피아노 등의 내구재

주택 이외에도 우리는 종종 재산이라고 여겨지는 물품들을 구입한다. 삶의 질을 높이고 생활을 편리하게 해주는 승용차, 가구, 피아노, 골프채, 냉장고, 컴퓨터 등의 내구재가 그것이다. 일반 소비재와 다른 점이 있다면 수명이 비교적 길고 경우에 따라 처분할 때 잔존가치가 있다는 것이다. 그래서 재산이 늘어난 것 같은 기분이 들기도 한다. 그러나 이런 내구재들은 구입 즉시 가치가 떨어지고 감가상각비를 발생시키며, 사용하고 유지하는 데 따르는 추가 지출이 발생하므로 명백한 부채다. 만약 빚을 얻어 장만했다든지 할부로 구입했다면 이 또한 부채를 얻어 또 다른 부채를 산 꼴이 된다.

■ 신용카드와 마이너스통장

현대는 신용사회다. 신용을 잃으면 많은 것을 잃는 시대가 되었다. 그로부터 파생된 것이 신용카드이며, 그 편리함으로 신용카드는 이미 삶의 일부가 되었다. 하지만 신용카드는 사람들로 하여금 '금전적인 빚을 지도록 해 신용을 잃게끔 만드는 묘한 금융상품'이다. 자칫 번거롭거나 위험할 수 있는 현금 대신 신용카드를 가지고 다니면 편리하기도 하고, 어차피 현금 대신 쓰는 것이라고 항변할 수도 있지만, 미래의 지출을 미리 끌어다 쓴 것이니 쓸수록 커지는 부채일 뿐이다. 같은 맥락에서, 금융기관이 선심 쓰듯 권하는 마이너스통장 역시 신용카드와 다르지 않다. 어쩌면 우리를 점점 더 가난하게 만드는 범인 중 하나이다.

이런 자산에 투자하라

자산이라고 믿었던 것들이 모두 부채라면 도대체 내 호주머니에 돈을 넣어주는 자산에는 무엇이 있을까? 아마도 당신은 "아무리 살펴보아도 나에게는 매달 직장에서 받는 봉급 외에 호주머니에 돈을 넣어줄 만한 것이 별로 없다. 지속적인 추가 수입을 만들 수 있는 수단도 마땅치 않다. 그러니 수입과 지출의 쳇바퀴 속에서 더 나은 삶을 기대하기는 어렵다. 도대체 어떻게 해야 하는가?"라며 답답해하고 있을지 모른다. 이에 대한 해답은 하나뿐이다. 자산−부채의 변별력을 가지고 투자의 대상이 될 수 있는 자산을 살펴보는 노력이 필요하다.

■ 적금 · 보험 · 연금저축 등

우리는 미래를 대비하거나 투자를 하기 위해 적금, 보험, 연금저축 등 다양한 형태로 목돈을 만든다. 이러한 저축은 호주머니에서 돈이 빠져나가기는 하지만 소비나 부채가 아니다. 언뜻 돈이 나가는 모양새를 띠지만 만족 지연의 대가로 미래에 호주머니에 돈을 넣어주는 일종의 투자이다. 금융자산에 투자할 때는 만기에 목돈을 타는 상품보다 '지속적으로' 호주머니에 돈을 넣어주는 연금 같은 금융상품이 자산의 역할을 보다 더 충실히 할 수 있다.

■ 주식 또는 펀드

보통 투자하면 주식이나 펀드를 떠올린다. 부동산, 주식, 채권 등 투자대상은 다양하지만 그 중에서 목돈이 없고 깊은 지식이 없어도 가까운 금융회사에 가면 손쉽게 접하고 시도할 수 있는 것이 주식 투자이기 때문이다.

시장에서 발행되는 주식은 본래 기업의 자금 조달이 주목적이다. 그래서 국가경제 전반을 위해서는 정책적으로 주식시장을 활성화하고 성장시키는 것이 매우 중요하다. 이러한 사실은 단기적인 시세 차익을 목적으로 하는 주식 투자자들이라면 분명히 알아야 한다. 개인의 단기적 재테크 수단으로서 주식시장이 존재하는 것이 아니라 기업의 자금 조달과 그에 따른 장기 투자를 위한 것이라는 사실을 말이다. 누구든 주식을 살 때는 당연히 오를 것이라고 기대한다. 나름대로 많은 정보를 분석하고 판단한다. 하지만 누구도 맘대로 주가(株價)를 통제할 수 없다. 즉, 통제할 수 없기에 투자라기보다는 요행을 바라는 거래이며 투기일 뿐이다. 그러기에 시장에서는 주식을 '위험자산'이라고 부른다. 손실의 위험을 뜻하기도 하지만, 금융지능적으로는 '자산으로 인식해 투자했지만 손실로 인해 언제든 부채가 될 수 있다'는 의미이다.

실제로 모든 거래에는 비용(수수료, 세금)이 동반된다. 그 비용은 심지어 손실이 있을 때도 항상 발생한다. 그래서 주식 투자는 자산이기보다는 부채가 될 가능성이 훨씬 높다.

단, 예외적으로는 사업체를 만들고 키워 가치가 높아진 주식을 공개시장 또는 비공개시장에서 파는 방법이 있다. 또는 유망한 사업체를 발굴해 초기에 참여하는 것도 포함된다. 이를 통해 돈을 벌 수 있다면, 이는 어느 정도 기업 가치의 통제력을 지녔기에 가능한 일이다. 이는 '부자가 되려면 주식을 파는 사람이 되어야 한다!'는 조언으로 요약된다.

■ 사업체

저금리 현상의 장기화로 예금, 주식, 부동산 등 소위 재테크 수단의 수익률이 하향 평준화되는 소위 '재테크 빙하기'에는 사업체가 더 좋은 대안이 될 수 있다. 보통의 경우 '사업(business)'이라고 하면 어느 정도의 자본을 필요로 하는 자영업, 특히 제조나 판매·유통을 생각하게 된다. 그러나 세상에는 '만드는 것', '파는 것' 말고도 많은 종류의 사업이 있다. 사업의 본질은 가치를 만들고 누군가에게 그 가치를 전달하는 것이기 때문에 투자를 통해 가치를 창출할 수 있다면 제품, 서비스, 아이디어 등 무엇이든 사업이 될 수 있다.

그런데 사업체라고 해서 다 자산이 되지는 않는다. 앞에서 정의했 듯 어떤 사업이 자산이 되려면 '지속적인 수입'을 줄 수 있어야 한다. 사업이 지속적인 수입을 창출하는 데 있어 가장 중요한 것은 시스템 의 유무다. 인사 시스템, 판매 시스템, 재무관리 시스템, 의사결정 시 스템 등을 떠올리면 이해가 쉽다. 지속적인 수입을 창출하는 일련의 프로세스(process)로 정의되는 시스템이 존재한다는 것은 주인 한 사람의 개인적 노동력이 아닌 팀 혹은 절차에 의해 결정되고 운영된 다는 뜻으로, 다른 사람의 고용과 가치를 만드는 일련의 과정이 표준 화되어 있음을 의미한다.

■ '애용자'라는 자산

성공적인 시스템을 갖춘 사업체의 궁극의 자산은 무엇일까? 정답 은 '애용자'이다. 애용자(단골손님)가 궁극의 자산이다. 모든 사업은 비록 눈에 보이지 않는다 하더라도 애용자라는 실질적인 자산을 만 들고 키워가는 것이 본질이다.

'지속적인 가치'를 느끼는 소비자(개인이든 기업이든)가 다시 찾을 때만 사업은 유지되고 성장한다. 초대형 기업이든 집 앞의 떡볶이 가게든 '한 번 방문한 소비자를 애용자로 만들 수 있는가?'가 모든 사 업 성패의 핵심이다. 종종 '소비자가 왕이다', '고객이 우리에게 봉급을 준다', '소비자 만족이 최우선이다'라는 말과 표어로 그 중요성이 표현되지만, 사업이란 결국 '애용자라는 무형의 자산 만들기'이다. 따라서 애용자를 만들어가는 행위는 규모와 방법에 상관없이 모두 사업이라고 볼 수 있다.

■ 네트워크마케팅

그런 의미에서 네트워크마케팅은 훌륭한 대안이 된다. 《부자아빠 가난한 아빠》의 저자인 로버트 기요사키가 네트워크마케팅을 일반적인 자영업은 물론이고 자본을 투자하고 조직을 갖춰야 하는 큰 사업과도 구분하여 하나의 독립적인 비즈니스 영역으로 인정하는 이유이다. 사업적 대안이라고 하는 이유는 '애용자'라는 자산을 구축하는 점에서는 사업이라 부를 수 있지만, 무자본 무점포의 특성에 소비자들에 의한 소개, 구전(소비의 경험을 나누는)에 의한 무형의 자산구축이 그 본질이기 때문이다.

종종 사회를 어지럽히는 다단계 판매나 피라미드 등으로 오인되기도 하고, 실제로 변형된 형태의 다단계 판매회사들이 난무하기도 하지만 이미 수십년의 역사를 지닌 네트워크마케팅은 평범한 이들에게 꾸준한 수입을 만들어주는 트렌드이기도 하다.

지속적인 수입의 근거는 분명하다. 바로 소비자 만족의 비정형적 구전에 의해 애용자(꾸준한 소비자)를 만들기 때문인데 그 본질에서 다른 모든 사업과 다를 바 없다. 투자의 경험이 없는 많은 사람들이 사업적 대안으로 선택할 만한 네트워크마케팅의 존재는 큰 행운이라 여겨진다. 우수한 제품과 소비를 기반으로 하는 자연스러운 휴먼(human) 네트워크이기 때문이다.

■ **로열티·인세 등의 무형 자산**

무형이지만 자산으로 간주할 수 있는 것이 또 있는데 특허권, 저작권, 기술 로열티, 책이나 음반 판매에 따른 인세 등 다양한 형태의 권리로부터 오는 수입이다. 이러한 것들은 그 권리를 얻을 때까지 많은 투자와 노력, 때로는 재능을 필요로 하지만 일단 그 권리를 얻으면 호주머니에 돈이 지속적으로 들어온다.

남다른 아이디어나 능력을 요구하기에 대부분의 사람들은 자신과는 관계없는 자산으로 생각한다. 하지만 인간은 일생 동안 조물주가 주신 재능의 2%밖에 꺼내 쓰지 못하고 죽는다고 하니 지금부터라도 나머지 98%의 재능을 살려보는 건 어떨까? 사람은 생각하는 대로 된다는 것을 믿어보자.

■ **임대 부동산**

지속적으로 호주머니에 돈을 넣어주는 자산으로서 임대 부동산만한 것이 있을까? 물론 큰 투자를 필요로 하지만 말이다.

IMF 경제상황으로 인해 많은 직장인들이 생활의 안정에 위협을 받고 있을 때, 지금은 돌아가신 어머니와의 대화가 떠오른다.

"요즘 다 어렵다는데 너희 회사는 괜찮니? 별일 없어야 할 텐데…. 직장도 좋지만 나이 먹으면 힘들지. 얼른 돈 벌어 조그만 건물이라도 사서 세를 받으며 살 수 있으면 좋겠구나."

그러나 나는 결국 그렇게 하지 못했다. 아무리 열심히 모은다 해도 직장에서 받는 수입만으로는 세를 놓을 수 있는 건물을 장만하는 것이 불가능했다. 그저 미래에 대한 막연한 희망을 갖는, 어찌 보면 경제적으로 순진하다 못해 너무 무지했었다고 고백할 수밖에 없다.

■ 채권

채권은 정부, 공공단체와 회사 등이 발행하는 기한부 증권으로 정해진 상환 기간 동안 정해진 이자수입을 주는 자산의 한 형태다. 주식은 거래에 의한 자본 이득이 목적이라 해도 보유하는 동안은 주주가 되어 기업 가치의 상승이나 하락에 대한 책임을 지지만, 채권은 돈을 빌렸다는 일종의 차용 증서이므로 국가·기관·기업 등의 발행자가 지불 능력을 잃을 경우를 제외하고는 이자에 의한 추가 소득과 더불어 원금 회수의 가능성이 높다. 그래서 주식과 대비해 '안전 자산'이라고도 부른다. 또 시장에서 금리 변동에 따른 시세 차익을 얻을 수도 있다.

돈은 가치를 따라 다닌다

호주머니에 돈을 지속적으로 넣어주는 자산으로서의 투자대상은 그리 많지 않다. 아마도 이제까지 살펴본 것이 전부일 것이다.

어떤 자산이든 호주머니에 돈을 넣어줄 수 있는 이유는 그 자산에 '가치'가 있기 때문이다. 돈은 가치를 표현하는 수단이기에 가치 있는 일을 하면 돈은 따라온다. 가치가 없는 곳에 돈이 모이는 것은 일시적이거나 사기성이 있을 때뿐이다. 그래서 자산을 정의할 때 '지속적으로'라는 단어를 포함하는 것이다.

우리가 원하는 돈을 호주머니에 넣어주는 것을 '자산'이라고 부르니, 꼭 금전이 아니어도 우리가 원하고 필요로 하는 '가치'를 호주머니에 넣어주는 것이 있다면 그 또한 '자산'이라고 부를 수 있다. 예를 들어, 사람을 자산으로 보고 인재를 키우는 일에 투자할 수도 있고, 근래 그 영향력을 크게 넓혀가는 SNS와 같이 공동의 관심사를 갖는 커뮤니티에 투자할 수도 있다. 또한 이 책의 뒤편에서 소개되는 네트워크마케팅 비즈니스도 애용자 커뮤니티가 자산이라는 관점에서 투자의 대상이 될 수 있다. 한편으로는, 훨씬 많은 것들이 부채라는 것도 기억해야 한다. 대부분의 금전적인 소유물들이 비용을 유발하는 부채라 할 수 있지만, 건강이나 인간관계를 해치는 나쁜 습관 등 금전적이지 않은 부채도 많다. 부와 성공을 꿈꾸는 사람이라면 의지를 작동시켜서 버리거나 줄여나가야 할 것들이다. 무엇이 자산이고 무엇이 부채인가를 분명하게 구분한다면 경제적으로도, 삶의 가치 면에서도 부자가 될 준비를 갖추었다고 할 수 있다.

부자가 되는 비밀,
시간에 있다

나는 무엇을 투자할 수 있나?

이제까지 나눈 얘기를 정리해보자.

- 자산은 내 호주머니에 돈을 넣어주는 것, 혹은 미래에 넣어줄 것으로 예상되거나 기대되는 것이다.
- 모든 자산은 가치를 지니고, 돈은 가치가 있는 곳에 존재한다.
- 내 호주머니에서 돈을 빼가거나 빼 갈 것으로 예상되는 것은 모두 부채다.
- 삶을 이루는 모든 것은 유형이든 무형이든, 심지어 생각이나 개념조차도 자산 혹은 부채로 구분할 수 있다.
- 부자로 살고 싶다면 자산은 만들어 키우고 부채는 줄여야 한다.

이쯤에서 당신은 자신에게 물을 것이다. '결국 투자는 내가 가진 깃을 넣는 것인데 나는 무엇을 가지고 있나?'

사실 우리가 실제 투자할 수 있는 것은 두 가지뿐이다. 바로 돈과 시간!

그런데 사람들은 투자라고 하면 돈만 떠올린다. 당연하다. 자본주의 사회에서, 게다가 도시에 살면서 돈이 없으면 한 발자국도 움직일 수 없으며 모든 형태의 투자에는 돈이 필수인 것처럼 보이기 때문이다. 하지만 가진 것이 없다고 해도 실망할 것 없다. 당신에게는 시간이 있지 아니한가?

시간이 일을 한다 – 기회의 신 '카이로스'

시간은 아주 특별하다. 돈은 시간과 함께 하지만(은행의 이자도 시간에 대한 보상이다) 시간은 혼자서도 일을 한다. 시간이 일을 할 때, 그 이름은 카이로스(kairos)다. 그저 의미 없이 흘러가는 크로노스(chronos)와는 달리 인간의 의지가 작용할 수 있는 영역이다.

카이로스와 크로노스는 그리스 신화에 나오는 시간의 두 얼굴이다. 하늘과 대지의 신(神) 사이에서 태어나 아버지를 거세하고 신들의 세상을 지배한 크로노스는 자신이 아버지에게 했듯이 자식의 반란을 염려해 자식을 잡아먹는 신이다. 그리고 태어나는 대로 자식을 잡아먹듯 시간을 집어삼킨다. 모든 것을 소멸시키기에 크로노스로 인해 세상의 어느 것도 영원한 것은 없다. 한편으론 공부를 하는 동안 키를 자라게 하고, 직장에서 일하는 동안에도 예금의 이자를 키운다. 또 아름다운 얼굴에 주름을 만들며, 나무를 자라게 하고 바위를 갈아 모래를 만든다. 모두 크로노스의 영역이다. 반면에 제우스의 막내아들인 카이로스는 할아버지 크로노스에 반하여 시간에 의미와 가치를 부여하는 신이다. 그는 벌거숭이로 다닌다. 앞이마를 풍성하게 덮은 긴 머리칼 외에는 아무것도 걸친 게 없어 인간이 의미 있는 삶을 살려면 카이로스가 다가오길 기다렸다가 앞머리를 부여잡는 길밖에 없다. 날개가 있어 쏜살같이 지나가는 데다 머리의 뒷부분은 대머리이니 놓치면 잡을 방법이 없다. 그래서 카이로스의 또 다른 이름은 '기회'이다.

카이로스는 삶에 의미와 가치를 부여하고자 하는 인간이 시키는 일을 충실히 한다. 아주 작은 시간 조각이라도. 실제로 모든 성취는 작은 시간들이 모여 일을 한 결과다. 영어 실력도 단어 하나하나를 외우면서 늘고, 거대한 만리장성도 오랜 시간 돌을 하나하나 쌓아올려 만든 것이다.

인간에게 주어진 하루 24시간이 기본적으로 크로노스의 영역이라면, 그중에서 얼마나 많은 기회(카이로스)를 잡아 의미 있는 일을 하게 할까 하는 것은 신이 우리 인간에게 준 몫이다. 그러니 돈이 없어 부자 될 기회가 없다고 푸념하고 핑계 대는 일은 그만두자.

시간(카이로스)이 내가 원하는 일을 하도록 만들 수 있다면 나는 세상에서 가장 강력한 파트너를 갖게 된다. 부자들, 즉 성공한 사람들은 이 비밀을 아는 사람들이다. 그들은 시간을 만들어 투자한다. 작은 투자가 지속적으로 쌓여 큰 자산이 만들어진다는 것을 알고 있다. 결정적으로, 돈보다 시간을 더 소중하게 여기며, 기회의 신 카이로스를 파트너 삼아 일을 할 줄 아는 사람들이다. 당신은 어떠한가?

시간이 일하는 동안 기다릴 줄 알아야 한다

시간이 일을 한다는 사실은 돈이 넉넉하지 않은 사람에게도, 바쁜 사람에게도 모두에게 큰 기회이고 희망이다. 조각난 시간조차 한 가지 목표를 향해 모아지면 열매를 맺고 자산을 만들 수 있기 때문이다. 말콤 그래드웰은 《아웃라이어(Outliers)》에서 성공의 조건으로 '때(timing)'와 함께 '충분한 시간 투자'가 필요함을 여러 성공 사례들을 인용해 증명하고 있다. 어떤 일이든 성공자의 위치에 서려면 재능이나 요령 이전에 '1만 시간의 투자'가 필요하다고 그는 강조한다. 성공하고 싶고 부자가 되려는 사람에게 중요한 지침이다.

그런데 사람들은 시간보다 돈을 더 중요하게 여긴다. 그것은 시간은 모두에게 늘 주어지지만 돈은 그냥 주어지지 않기 때문일 것이다. 이런 성향은 돈에 쪼들리며 사는 사람일수록 강하다. 돈과 바꿀 수 있을 때만 시간이 가치있고, 당징 돈으로 바꿀 수 없는 시간은 무의미하다고 생각한다. 그러면서도 늘 '시간이 없다'고 투덜댄다. 사실 돈과 마찬가지로 무언가를 하기에 충분한 시간을 가진 사람은 많지 않다.

사실 많은 사람들이 빠지는 큰 함정은, 시간의 여유가 생기면 작은 돈이 생겼을 때와 마찬가지로 '어떻게 소비할까?'를 고민한다는 것이다. 심지어는 '어떻게 시간을 죽일까?'라고 묻기도 한다. 부자가 되고 싶다면 그런 사람들과 멀리 지내는 편이 좋을 것이다.

아주 적은 오차로 시위를 떠난 화살이 전혀 다른 곳에 꽂히듯 인생의 차이를 만드는 것은 시간을 어떻게 쓰느냐에 달려 있다.

미국의 초우량 기업 GE(General Electric)의 초석을 마련한 발명왕 에디슨(Edison)이 했다는 유명한 말이 있다.

"위대한 발명은 1%의 천재성과 99%의 땀으로 이루어진다."

그렇다. 땀은 노력이고, 곧 내가 투자한 시간이다.

시간의 레버리지

부자가 되기 위해 다음으로 필요한 금융지능은 레버리지(levelage) 활용이다. 학문적으로 레버리지는 '기업이나 개인이 차입금 등 타인의 자본을 이용해 지렛대 효과처럼 투자에 대한 자기자본의 이익률을 높이는 것'이라고 정의된다.

그러나 부정적 결과(마이너스 레버리지)를 가져올 때는 오히려 손실을 키울 수 있다. 그래서 시스템으로 움직이는 기업이 아니라면 매우 위험할 수 있다. 투자를 하려고 할 때 여윳돈 안에서만 투자를 하라고 권하는 이유이다. 빌린 돈과 무지(無知)가 만나면 심각한 재앙이 된다. 대출을 받아 아파트를 사는 것도 레버리지를 높이려는 선택이지만, 주택 가격이 하락하면 소위 깡통주택이 된다.

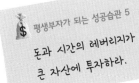

평생부자가 되는 성공습관 5

돈과 시간의 레버리지가 큰 자산에 투자하라.

다시 말해, 돈의 레버리지 효과를 노리는 것은 성공한다면 자산을 크게 늘려주는 효자가 되지만, 상황이 원치 않는 방향으로 바뀔 때는 한순간에 자산을 공중분해시킬 수도 있는 재앙이 되는 위험한 유혹이다.

그럼에도 레버리지는 사업가라면 반드시 고려해야 할 금융지능이다. 그런데 금전적 레버리지보다 더 중요하고 주목해야 할 레버리지가 있다. 바로 시간이 갖는 레버리지다.

사업체를 예로 들어보자. 자본을 투자해 제조 설비를 확보하고 사람들을 고용해 상품을 생산하는 과정에서 돈(현금자산)은 설비 자산 구입과 인적 자산 확보로 변형된다. 그리고 생산된 상품 자산을 파는 행위를 통해 투자금 이상의 추가 수입이 발생한다. 이것은 일반적인 제조업체의 사업 프로세스이다. 이 과정에서 작동한 레버리지는 무엇일까? 언뜻 생각하면 돈의 레버리지가 작동한 것처럼 보이지만, 금융지능적 관점에서 보면 돈을 주고 고용한 사람들의 시간을 레버리지하는 것이다.

물론 돈과 시간을 바꾸는 직장인에게도 레버리지는 있다. 시간당 단가로 측정되는 레버리지다. 그러나 크기가 작다. 그래서 위험도

적다. 당연히 스트레스가 있겠지만 발 뻗고 자는 날이 사장보다 더 많다는 뜻이고, 부자가 되기 어렵다는 말이기도 하다.

즉, 시간 레버리지는 혼자가 아닌 여러 사람들의 시간과 힘을 모으는 것이다. 기업이 주주를 모으거나 제휴를 하거나 파트너가 되는 것도 같은 효과를 기대하는 방법이다. 올바른 네트워크마케팅 비즈니스가 주목받는 이유도 여기에 있다. 구성원들이 모두 파트너로 간주되는 사업모델로서 얼마나 많은 사람들과 함께 만들어나갈 수 있는가를 의미하는 시간의 복제 사업이다. 진정한 레버리지는 그 크기에 한계가 없다.

거울을 들여다보며 "매일같이 선물처럼 주어지는 하루 24시간을 나는 어디에 어떻게 투자하고 있는 걸까?" 하고 자신에게 물어보자. '시간이 없다'는 말은 결코 하지 말자. '나는 아무것도 가진 게 없는 가난한 사람이에요'라는 말과 같다.

강조하건대, 시간은 가장 중요한 자산이며 강력한 파트너로서 나의 삶을, 나의 미래를 결정한다. 부유함도 시간의 단위로 정의된다는 것을 잊지 말자.

---

⑨ Rich's Keypoint

시간이 내가 원하는 일을 하도록 만들어라. 그러면 당신은 세상에서 가장 강력한 파트너를 갖게 된다.

돈의 흐름을 잡아라

가계경제 사이클과 현금흐름

우리가 자산과 투자 그리고 레버리지를 배우는 것은 호주머니에 두둑한 현금을 지니고 언제든 필요할 때 지출하는, 돈 걱정 없는 평생부자가 되고 싶어서다. 결과적으로 막힘이 없는 현금흐름을 만들려는 노력이다. 마치 좋은 피가 온몸을 원활히 돌게 해 건강해지려는 것과 같다.

우리에게 필요한 것은 소비와 투자, 자산과 부채, 레버리지, 수입과 지출로 이뤄지는 돈의 흐름을 이해하고 호주머니가 늘 넉넉하도록 관리하는 지혜와 통제력이다. 돈은 가치를 따라다니며 통제력이 있는 사람에게 머문다.

현금흐름에 막힘이 없으려면 우선 크고 작은 수입이 있어야 한다. 그런데 대부분의 사람들이 노동수입에 의존해서 살기에 나이가 먹거나 병이 들거나 어떤 이유로든 노동을 할 수 없을 때를 대비하지 않으면 안 된다. 그래서 노동수입을 '임시 수입'이라고도 하고 1회성 수입이라고도 한다. 기본적으로 돈과 시간을 교환하는 수입이기에, 아무리 시간당 단가를 높인다 해도 시간은 누구에게나 하루 24시간 제한적이기에, 노동수입에만 의존해서는 부자가 되기 어렵다. 그럼에도 대부분의 사람들이 노동수입에만 매달리는 이유는 무엇일까?

첫째 이유는 학교에서 직장인, 즉 노동수입자가 되도록 가르치기 때문이다. 또 일단 노동수입이 생기면 일정한 현금흐름이 생기고 그 흐름을 멈추거나 흐트러뜨리면 삶이 고단해지기에 사람들은 충실하게 노동의 의무를 수행하는 것이다.

또 다른 이유는, 노동을 할 수 있는 동안에는 그에 대한 보상과 수입이 즉각적으로 주어지기 때문이다. 자영업도 마찬가지다. 일단 투자를 해 가게나 사무실을 열면 비교적 단기간에 수입을 만들고 싶어한다. 그래서 대부분의 경우, 가능한 고용을 적게 하고 대신 사업체의 주인이 자신의 노동력을 사용함으로써 즉각적인 노동수입을 확보한다.

자산수입의 의미

반면에 자산수입은 투자가 선행되어야 비로소 만들어지는 수입으로, 만족 지연이라는 투자의 특성 때문에 수입이 즉각적으로 발생하지 않는다. 열매가 열릴 때까지 기다려야 한다. 투자에 대한 충분한 보상이 있을 거라고 100% 확신할 수도 없다. 그래서 노동수입에

익숙해진 사람들에게 만족 지
연을 전제로 돈과 시간을 투자
하는 것은 어렵고도 두려운 일
이다.

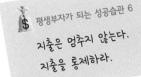

그러나 놀랍도록 빠르게 변화하는 경쟁사회에서 더 이상 일을 못
하게 되는 상황이 닥치면 어떻게 할 것인가? 내일은 분명 오늘과 같
을 수 없다. 환경과 의학의 발달로 평균수명은 자꾸 길어져 이미 '고
령사회(65세 이상 인구 14% 이상)' 단계에 있는 우리 사회에서 미래에
대한 준비를 하지 않는 것은 대책 없이 앉아서 재앙을 맞는 것과 다
르지 않다. 따라서 지금부터 지속적 수입을 주는 자산 구축에 온힘
을 기울여야 할 것이다. 아무리 높은 산도 정상에 오르는 사람은 늘
있는 법이다.

지출은 멈춤이 없다

수입이 만든 현금흐름은 다양한 지출로 호주머니에서 빠져 나간
다. 소비는 곧 삶이니 호주머니에 돈이 없다면 살 수가 없다. 그때
사람들은 빚을 지게 된다. 빚은 이자를 낳고 더 많은 지출을 요구한
다. 그래서 한 번 빚을 지게 되면 좀처럼 벗어나기 어렵다.

수입의 크기는 좀처럼 내 맘대로 되지 않으니 우리가 할 수 있는
일은 지출을 통제하는 일이다. 따라서 비록 결코 멈추지 않는 지출
이지만 호주머니에서 나가는 현금흐름을 통제해야 한다. 그러지 못

하면 돈 걱정 없는 부자의
삶은 요원하다고 밖에 할 수
없다.

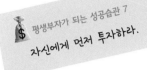

평생부자가 되는 성공습관 7
자신에게 먼저 투자하라.

만약 당신이 나가는 현금흐름을 통제할 수 있다면, 그 다음은 자신에게 먼저 투자하는 일이 가능해진다. 지출을 통제한다고 하지만 보통 세금이나 이자와 같은 금융지출이 우선권을 갖고 다음으로는 생계와 관련된 소비지출로 호주머니에서 돈이 빠져나간다. 미래를 위한 투자지출은 그 우선순위가 떨어진다.

누구든 수입이 생기면 청구서나 신용카드 대금을 먼저 갚은 다음에 생계를 위한 소비를 하지 않겠는가? 하지만 자산에 투자하고 추가 수입을 만들어 부자가 되고 싶다면 소비보다 투자를 우선시하는 습관을 가져야 한다. 비록 적은 돈이라도 저축을 하고 자기계발을 위한 투자지출의 우선순위를 높여야 한다.

이는 시간에 대하여도 똑 같이 적용된다. 스티븐 코비(Steven Covey)의 《성공하는 사람들의 7가지 습관》에서 '성공하려면 시급하지 않아도 소중한 것에 투자하라'는 조언은 돈보다는 시간투자를 지적하는 메시지로 해석된다. 자신에게 먼저 투자하는 태도는 꿈이 있는 사람만이 선택할 수 있다.

Part 3

Come True!
평생부자가 실현되는
기회와 선택

● ● ●

사람은 쉽게 변하지 않는다는 말이 있다.
일부러 성향을 바꾸려고 노력해도 잘 되지 않는다.
정말 변화하고 싶다면 시간을 달리 쓰거나,
사는 곳을 바꾸거나, 새로운 사람을 사귀어야 한다.
꿈을 꾸거나 새로운 결심을 하는 것만으로는
결코 변화를 이룰 수 없다!

당신도
부자가 될 수 있다

실행 지침 1 : 자산과 부채를 점검한다

내가 가진 것을 자산에 투자해 꾸준한 현금흐름을 만들고 지출을 통제하면 돈 걱정 없는 부자의 삶을 살 수 있다. 이제는 실천이다. 가장 먼저 할 일은 내가 가지고 있는 자산과 부채를 점검하는 것이다. 그러려면 자산과 부채를 변별하는 금융지능을 가져야 한다. 그리고 올바른 선택을 위한 변별력은 겸손한 자세로 배울 때만 성장한다. 하늘은 스스로 돕는 자를 돕는다고 하지 않는가!

실행 지침 2 : 위기의식과 친구가 돼라

북해에서 청어잡이를 하는 어부들은 청어를 싱싱한 상태로 런던까지 운반하기 위해 물탱크 속에 천적인 바다메기를 함께 풀어놓는다고 한다. 그 이유는 비록 바다메기에 의해 청어의 일부가 희생되기는 하지만, 나머지 많은 청어들이 바다메기로부터 자신의 목숨을 구하기 위해 지속적으로 헤엄치고 도망 다니기 때문에 오히려 영국에 도착할 때까지 건강하게 살아 있다는 것이다. 이 이야기는 어느 정도의 위기의식과 스트레스는 물탱크 속의 청어처럼 우리를 더 강하게 만든다는 교훈을 준다.

실행 지침 3 : 간절한 꿈이 자산이다

부자의 꿈을 가진 사람들은 많다. 하지만 간절한 사람만이 그 꿈을 이룬다. 별똥별이 떨어지는 순간에 소원을 빌면 이루어진다고 하는데, 그 찰나에 망설임 없이 간절히 빌 수 있는 소원이 있다면 어찌 이루어지지 않겠는가?

꿈에 대한 간절함 못지않게 중요한 것이 하나 더 있는데, 바로 꿈이 이루어진다는 믿음이다. 비가 올 때까지 기우제를 지내는 인디언처럼 포기하지 않으면 언젠가는 반드시 이루어질 것이라는 믿음은 간절함이 오래 지속되도록 도와주는 버팀목이다.

간절함과 믿음은 당신의 현실과 꿈을 잇는 다리가 될 것이다.

실행 지침 4 : 꿈 안내자를 찾아라

어떤 꿈이든 꿈을 향해 가는 길은 아직 가보지 못한 산을 오르는 것과 같다. 그래서 꿈이라 부르는 것이겠지만, 아직 경험하지 못한 많은 어려움과 장애물이 기다리고 있다는 뜻이기도 하다.

주저앉거나 포기하고 싶을 때, 또는 길을 잃고 헤맬 때 누군가가 손을 잡아주거나 방향을 알려주는 사람이 있다면 얼마나 좋을까? 알피니스트(alpinist)에게 세르파(sherpa)가 필요하듯이 말이다. 아직 가보지 못한 길이니 이미 경험한 누군가의 안내가 필요하다고 생각하는 것은 순리다. 무슨 일이든 혼자서도 잘할 수 있다는 생각은 욕심이고 자만이다. 그러니 꿈 안내자(리더, 멘토, 도우미 등)를 찾아라. 성공은 성공한 사람으로부터 배우는 것이 가장 지혜로운 것임을 기억해야 한다.

실행 지침 5 : 꿈을 이룰 수단을 찾아라

　사실 많은 사람들이 성공을 이야기할 때 꿈을 강조한다. 꿈을 이루는 것을 성공이라 부르기 때문이다. 지혜의 왕 솔로몬도 '꿈이 없는 백성은 멸망한다'고 했고, 'R=VD(Realization = Vivid Dream, 생생하게 꿈꾸면 생각한대로 이루어진다)'라는 광고판을 붙인 버스가 시내를 누비기도 한다. '당신의 꿈은 무엇입니까?'라는 물음으로 대변되는 성공의 원리가 사람들의 마음에 파문을 일으킨다. 하지만, 경쟁사회에서 현실을 직시하지 못하고 꿈만 좇다가 돈 때문에 고생하는 사람들이 너무나 많다. 또 돈 때문에 좋아하는 일을 멈춘 사람들도 쉽게 볼 수 있다. 꿈을 이룰 수단이 없이 꿈만 좇는다면 삶을 나락으로 이끌 수도 있다. 당신의 꿈이 공허한 외침이 안 되려면 호구지책 정도는 해결할 수 있는 수단을 갖는 것이 먼저다.

실행 지침 6 : 비(非)금전형 자산 목록을 추가한다

부자들은 여러 종류의 '자산'을 구축하려고 노력한다. 워렌 버핏은 '삶에서 가장 큰 위험은 소득원이 한 개만 있다는 사실'이라고 조언했다. 자산 목록이 많을수록 좋다는 말이다.

그러므로 부자의 꿈과 함께 '금전적이지 않은' 것들도 포함해 자산 목록을 확장해야 한다. 당장은 호주머니에 돈을 넣어주진 않지만 적절한 기회와 수단을 만났을 때 자산으로 전환하는 데 꼭 필요한 것들이다.

■ 비금전형 자산 1순위 _ 시간

누구나 자산 목록에 첫 번째로 추가할 수 있는 것은, 조물주가 인간에게 선물처럼 쥐어준 '시간'이다. 그러나 그저 흘러가는 시간(크로노스)에서 의미 있게 투자되는 시간(카이로스)으로의 변형이 필요하다. 때가 되면 호주머니에 돈을 넣어주는 자산이 될 것이다.

■ 비금전형 자산 2순위 _ 건강과 체력

건강을 잃으면 다 잃는다고 했으니 어쩌면 우리 삶에서 가장 중요한 자산이다. 또한 인생의 많은 다른 가치들과 직접적으로 연결되어 있다. 그래서 건강을 잃으면 내 몸은 내게서 많은 것을 빼앗아가는 가장 큰 부채가 된다. 가족의 생계가 달려 있는 노동수입을 멈추게 할 수도 있다. 따라서 건강과 체력은 가장 중요한 자산이며 최선을

다해 관리되어야 한다. 애써 쌓아온 당신의 모든 것을 한 번에 무너뜨릴 수 있기 때문이다.

■ 비금전형 자산 3순위 _ **신뢰로 엮인 인간관계**

자산으로서 인간관계의 핵심은 신뢰다. 신뢰는 그 자체가 중요한 자산으로써 말과 행동이 일치하는 성실성, 다른 사람들에 대한 배려, 믿고 의지할 만한 실력 등을 그 요소로 한다.

어떤 일이든 가치 있는 일을 함께 하고 싶거나, 필요할 때 도움을 청할 수 있는 사람이 많다면 당신은 좋은 자산을 갖고 있는 것이다. 하지만 '누구누구랑 잘 안다, 친척이다, 직장동료다, 동창이다'라고 해서 자산으로 간주되는 것은 아니다. 건전치 못한 인간관계, 실효성 없는 인맥은 오히려 부채가 될 수 있다.

인간관계는 서로간의 상호작용이다. 신뢰라는 것도 내가 먼저 보여주어야지, '상대가 날 신뢰하는 것'은 그 후의 일이며 내 통제력 밖의 문제다. 그러니 '나의 어떤 부분을 어떻게 알릴 것인가?'를 고민하면서 스스로의 장점을 개발하려 애쓰고, 만남을 즐기고, 상대를 배려하고 존중하며, 늘 경청하는 태도를 가져야 한다.

■ 비금전형 자산 4순위 _ **지식과 정보**

21세기는 지식정보화 사회다. 토지가 주요 자산이던 농성사회, 사본가가 지배하는 산업사회를 거쳐 지금은 지식과 정보를 가진 자가 큰 힘을 갖는 사회다. 컴퓨터와 통신, 모바일 테크놀로지의 발전으로 그 영향력과 변화의 속도는 점점 빨라짐으로 올바른 지식과 정보는 더욱 가치 있는 자산이 되어가고 있다.

따라서 당신은 늘 배움의 자세를 가져야 한다. 그리고 '대충'과 '다 안다'를 경계해야 한다. 정확하지 않은 정보는 가십(gossip)에 지나지 않고, '다 안다'는 것은 '더 나아지거나 성장할 여지가 없다'는 말과 같기 때문이다.

그런데 지식과 정보에도 방향성이 있어야 한다. 그래야 기회가 왔을 때 호주머니에 돈을 넣어주는 중요한 자산으로서의 역할을 하게 된다.

■ 비금전형 자산 5순위 _ **통제력과 자기관리**

통제력(control)은 자기관리 능력과 같은 의미이다.

'자신을 이기면 무엇이든 이길 수 있다'고 한다. 또 '자신의 감정을 통제하지 못하면 자신의 돈을 통제할 수 없다'는 워렌 버핏의 주장은 '돈은 감정이다'라는 경제의 한 원리와 맥락을 같이한다.

사실 돌아보면 지난날의 투자에서 이기지 못했던 수많은 거래들은 모두 '잃는 두려움'이란 감정을 통제하지 못한 결과였다. 크게 이길 수 있었던 거래에서 작은 이익밖에 취하지 못한 것도 그 때문이었다. 대부분의 불필요한 소비나 사치도 감정을 다스리지 못한 결과다. 그중에서 '내가 성공할 수 있을까?' 하는 두려움이 성공을 가로막는 가장 큰 감정이다. 두려움을 극복하려면 이미 성공한 사람들의 공통적인 외침에 귀 기울여야 한다.

'나는 할 수 있다!'
'내가 할 수 있다고 믿으면, 믿는 대로 된다.'

스티븐 코비가 그의 저서에서 신뢰의 척도를 '감정은행계좌 (Emotional Bank Account)의 감정의 입출잔고'로 표현한 것은 신뢰의 핵심에도 감정이 자리잡고 있기 때문일 것이다.

우리는 늘 감정적으로 행동하고 이성적인 논리로 변명하고 합리화한다. 인생은 희로애락(喜怒哀樂)으로 구성되는 연극인지도 모르지만, 확실한 것은 부와 성공은 감정을 통제하지 못하고는 불가능하다는 사실이다.

■ 비금전형 자산 6순위 _ 성공을 위한 요소들

이외에도 이미 당신이 가지고 있을 몇 가지 중요한 자산을 목록에 추가함으로써 이 장을 마무리한다.

1) 마음(mind) : 자산의 강력한 레버리지이며, 믿음과 긍정적 확신의 수인이다.
2) 사명감 : 실천의 강한 의지를 지속시키는 동력이다.

3) 용기와 결단력 : 우유부
   단하고 미루는 습관이
   있는 사람을 일으켜 세운
   다.

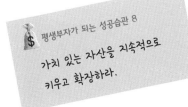
평생부자가 되는 성공습관 8
가치 있는 자산을 지속적으로
키우고 확장하라.

4) 부지런함, 인내심, 적극적이고 주도적인 자세, 긍정적이고 열린 생각 :
   남이 못 보는 기회를 만나게 해주고 잡을 수 있게 한다.

5) 신념 또는 신앙 : 어려움을 극복하도록 도와주며, 영적으로 우리
   를 강하게 한다.

6) 사랑 : 그러고 보니 자산 목록에 '사랑'도 꼭 넣어야겠다.

매일 스스로에게 자문해본다.

'나는 오늘 자산을 키우고 있는가? 아니면 소비를 하고 있는가?'

자산을 쌓을 수 있는 기회를 잡아라

기회를 찾아 움직여라

돈 걱정 없는 부자가 되고 싶다면 지출을 통제하고 꾸준한 현금흐름을 만들어주는 자산에 투자해야 한다는 사실을 충분히 이해했을 것이다. 하지만 여전히 '나는 어떤 자산을 만들 수 있을까?' 하는 의문이 남아 있다.

어느 날 집에서 열리는 월간 세미나가 거의 끝나갈 무렵 한 분이 진지하게 질문을 했다.

"실제로 호주머니에 돈을 넣어주는 자산을 만들려면 이제부터 어떻게 해야 하나요? 가진 것이 없는 내가 현실적으로 어떤 자산을 만들 수 있을까요?"

그의 질문은 부와 성공 혹은 자기계발에 관한 책이나 세미나를 접한 후에 그 감동이 사그라질 때쯤 내 입에서 신음처럼 터져 나오는 '그래서 어쩌라고?'와 같은 것이었다. 사실 큰돈이나 재능이 없는 평범한 사람들이 시도하거나 선택할 수 있는 수단이 쉽게 떠오르지는 않는다.

'내가 가진 시간, 꿈, 열정만으로 쌓을 수 있는 자산은 무엇이 있을까?' 스스로에게도 이런 질문을 해왔던 나의 결론은 이렇다.

바로 사업을 시작하는 것이다. 아주 작게 시작할 수도 있고, 부업으로 시작할 수도 있다. 누구나 꿈과 열정, 어느 정도의 금융지능만 있으면 할 수 있는 사업 말이다.

먼저 주변에 자신의 사업으로 성공적으로 자산을 쌓아가는 사람이 있다면 그를 꿈 안내자로 삼고, 겸손한 자세로 그 사람에게 다가가 그의 말에 귀를 기울여라. 무엇이든 처음부터 잘할 수는 없다. 변별력을 키우고 시간을 투자해 적극적으로 살펴보고 시작하면 된다. 가장 경계해야 할 것은 새로운 것에 대한 막연한 두려움이다. 또 충분히 바쁜 가운데 편안함을 찾으려는 게으름도 당신을 압박할 것이다. 하지만 시작이 반이라는 말이 괜히 생겨났겠는가. 자신을 믿고 시도하고 도전해보라.

넘어야 할 장애물들

모든 기회는 그 크기만큼 장애물을 동반하는 것 같다. 물의 저항이 배의 프로펠러를 돌리고, 공기의 저항이 독수리를 날게 하는 것과 같은 이치다.

● '그래? 뻔하지 뭐! 내가 모르는 것이 있을 리 없어!' 하는 고정관

넘에서 벗어나야 기회를 만날 수 있다. 많이 알수록 모르는 게 많아지는 것이 세상의 이치다.

● 모든 기회는 긍정과 부정의 면을 모두 가지고 있다. 하지만 긍정적 시각으로 기회를 바라보아야 한다. 그래야 할 일이 생기고 앞으로 나아갈 수 있다. 부정적 시각이나 비평·비난·불평은 그 내용이 사실이라 하더라도 우리를 멈추게 한다.

● 주변인들의 실패나 잘못된 정보가 눈과 귀를 막지 않도록 해야 한다. 식당을 하다가 접은 친구가 있다고 해서 '식당은 안 된다'고 단정 지어서는 안 된다. 오히려 성공한 식당을 찾아 그 주인에게 배우려는 태도를 가져야 한다. 그러면 문을 닫는 식당 자리에 새로운 식당을 열어 성공하는 기쁨을 맛볼 수 있다. 선입관에 휘둘려 기회를 놓치는 우를 범하지는 말자.

● 필요한 시간 투자를 아끼지 말아야 한다. 시간 투자를 아까워하면서 기회를 잡을 수는 없다.

● 배움이 있는 곳이라면 어디든 겸손한 자세로 찾아가야 한다. 중국의 역사소설 《삼국지》에서 제갈공명을 삼고초려(三顧草廬)하는 유비나, 워렌 버핏과의 한 끼 점심식사에 수백만 달러를 지불하는 사람들의 생각을 배워야 한다.

● 부자가 되기로 했다면 결코 포기하지 마라. 포기와 멈춤의 유혹이 얼마나 강한지 안다. 처칠이 옥스퍼드대학 졸업식에서 젊은 이들에게 해주고 싶은 한마디가 'Never Give Up!(포기하지 마!)'

이었다는 사실은 의미심장한 깨달음을 준다.

- 자산 구축이라는 방향성을 잃지 말아야 한다. '큰돈', '한 방' 같은 일시적 이득의 유혹 때문에 방향을 잃어서는 안 된다. 진정한 자산은 꾸준히 쌓아올려 지속적인 수입을 주는 것이다.

만남이 곧 기회다

세상에는 다양한 사업 기회가 있다. 그중에서 내가 가진 것으로 시작할 수 있고 성공할 수 있는 사업은 무엇일까?

기회는 적극적인 사람의 몫이다. 기회의 신 카이로스는 머리 뒤쪽에 머리카락이 없고 벌거숭이로 날아다닌다는 것을 기억해야 한다. 그런데 모든 기회는 만남을 통해 온다는 걸 아는가? 이는 지나온 시간들을 되돌아보면 알 수 있다. 대학의 진로를 고심할 즈음에 만난 집안 어른의 한마디가 기계공학을 선택하도록 만들었고, 어느 전시회에서 고교 친구와의 우연한 만남이 이후 17년 넘게 근무할 직장을 선택하는 기회가 되었다. 길에서 만난 선배를 따라간 교회에서 지금의 아내를 만났다. 삶의 중요한 고비마다 누군가와의 만남이 있었고, 그 속에 조언과 스승과 멘토가 있었다. 그래서 기회는 곧 사람이다.

물론 모든 만남이 다 좋은 것은 아니다. 꿈의 방향성에 따라 만남에도 소비와 투자가 있다. 꿈이 없고 게으른 사람들은 소비적 만남을 즐기고 조금이라도 부담되는 만남을 피하려 하겠지만, 꿈이 있고 목표가 있는 사람은 낯설어도 투자가 되는 만남을 찾아 나선다.

십수 년 전의 우연한 만남에 귀를 기울인 것은 참 잘한 일이었다. 전혀 여유가 없을 만큼 몹시 바빴던 때였고, 직장에 갇혀 살면서 '세상살이 뻔하다'는 고정관념이 강했던 나에게 퇴사한 직장동료가 지나가던 길이라며 찾아왔다. 그가 나를 어떤 모임에 초대했고, 나는 부자의 꿈에 다가갈 수 있는 새로운 수단을 만났다.

사실 내가 초대에 응한 이유는 경제적 현실에 만족하지 못하고 있었고 가족의 미래와 노후에 대한 경제적 백업(back up)의 필요성을 느끼며 절실하게 무엇인가 찾고 있었던 루커(looker)였기 때문이었다. 그는 결코 알리가 없었지만 말이다. 또 한 가지는 그를 아주 성실한 사람으로 기억하고 있었기 때문이다. 신뢰를 주는 사람이었다는 뜻이다.

물론 초대에는 응했지만 큰 기대를 하진 않았다. 40년 넘게 살아온 내가 모르는 무엇이 있을 리가 없잖은가? 하지만 친분에 대한 예의상 참석했던 첫 모임에서 들은 '지속적인 인세적 수입'은 가족을 위한 스페어타이어(spare tire)가 될 수 있다는 그의 말을 뒷받침하는 것이었다. 마침 인생역전의 한 방을 노렸던 생각이 퇴색해가는 시점이기도 했다.

그때부터 나는 남과 다른 나의 변별력을 믿고 퇴근 후와 주말의 시간을 쪼개 그가 권하는 모임에 참석해 좀 더 자세히 알아보기로 했다. 제일 중요하다고 생각되는 사업 아이템의 품질과 경쟁력을 우리 가족의 소비를 통해 직접 검증했고, 모임에 참여하면서 사업의 윤리성과 수익성, 성장 가능성도 검토했다.

그 과정에서 몇몇 사람들로부터 부정적인 의견과 염려 섞인 말을 듣기도 했고 인터넷 상에서 우호적이거나 적대적인 다양한 정보를 접하기도 했지만 나는 나 자신의 변별력을 믿었다. 어차피 그들은 성공한 사람들이 아니고 다른 대안을 제시하지도 못하는 사람들이었다. 머물러 있기보다는 앞으로 나아가거나 성공한 사람들에게만 귀를 기울이는 편이 낫다고 믿었다.

🔊 Rich's Keypoint

만남이 곧 기회다. 모든 기회는 만남을 통해 온다.

궁극의 자산,
애용자를 만들어라

모든 사업의 최종 목표, 애용자

'이해할 수 없으면 소유할 수 없다(괴테)'고 했던가? 사업에 성공하려면 그 본질을 잘 알아야 한다. 모든 사업의 본질은 애용자(단골손님)를 만드는 것이다.

동네 빵집 주인은 신선하고 맛있는 빵과 얼굴 가득한 미소로 경쟁하고, 대기업은 기술 개발과 애프터서비스 망으로 경쟁을 한다. 목표는 하나다. 애용자 확보!

어떤 사업이든 궁극의 자산은 애용자라는 무형의 자산이다. 자산의 여러 변형 끝에 최종적으로 만들어진 애용자가 내 호주머니에 지속적으로 돈을 넣어주기 때문이다. 많은 돈이 투자된 기술력이 있어도, 목이 좋은 곳에 자리를 잡고 있어도, 또 비싼 스타를 동원해 광고를 하고, 거미줄 같은 유통망에 투자하고, 유혹적인 외관과 인테리어로 치장을 해도 다시 찾는 애용자를 만들지 못한다면 사업이 망하는 것은 시간문제다. 반면에 애용자를 많이 만들 수 있으면 사업은 성장한다. 아이템을 직접 만들었는지, 다른 사람이 만든 것을 취급하는지, 얼마나 많은 자본이 투자되고 얼마나 큰 규모인지, 애용자를 만드는 방법이 무엇인지는 중요한 핵심이 아니다.

소비자의 경험이 애용자를 만든다

그렇다면 경쟁력 있는 생필품을 소비한 뒤 만족스런 경험을 구전으로 알려 애용자를 만들어 나가면 사업이 되지 않을까? 소비자 만족에 의한 구전이 또 다른 구전을 일으켜 애용자 수를 늘리고, 그에 대한 적절한 보상이 주어진다면?

(경쟁력 있는 아이템 + 만족스런 소비 경험의 구전)
→ 애용자 확보 → 사업

실제로 이것은 수십 년의 역사를 지닌 검증된 사업모델이다. 다만 사업으로서의 기회 또한 제품의 경험과 마찬가지로 구전으로만 전달되니 그동안 많은 사람들이 올바른 방법으로 접할 기회가 드물었을 뿐이다.

소비 만족이 구전으로 전달된다는 뜻은 제품의 경쟁력에 이미 강한 설득력을 갖는다는 것이다. 게다가 구전에는 금전적 투자나 비용이 거의 들지 않으니 손실의 위험이 없고, 복잡한 유통과 광고비용을 획기적으로 줄여 소비자들에게 보다 강력한 보상 체계를 마련해준다면 이보다 더 좋은 사업모델이 있을까 싶다. 또 시간의 제약도 없다. 모든 만남이 구전의 기회가 된다. 또 구전에는 한계가 없으니 장기적 관점에서의 사업성과 비전 또한 무한이 크다.

나는 '구전에 의해 형성된 애용자 그룹'이 자산이 될 수 있다는 사실을 깨닫는 데 그리 오랜 시간이 걸리지 않았다. 애용자라는 '가치'를 만들 수 있다면 보상이 따라오는 것은 당연하다고 생각했다. 또 소비자 구전에 대한 보상의 성격을 띠는 캐시백(cash back)이, 한 번의 구전이 갖는 영향력이 지속력을 가질 수 있다는 특성 때문에 멈춤이 없는 인세적 성격을 갖는다는 사실에 놀랐다. 내 호주머니에 돈을 넣어줄 수 있는 자산의 최종 형태로서 모든 사업의 목표인 애용자 그룹이라는 무형 자산이 소비 경험의 구전으로 만들어질 수 있다는 것을 인식한 것이다.

🔊 Rich's Keypoint

고정관념을 벗고 새로운 관점으로 보라.

네트워크마케팅
비즈니스 모델

사람들은 이런 사업모델을 네트워크마케팅 비즈니스라고 부른다. 구전에서 구전으로 연결된 애용자(소비자)들이 마치 거미줄(네트워크)처럼 보인다고 붙인 이름일 것이다. 혹 "네트워크마케팅 비즈니스를 소개하려는 책이었나?" 하면서 불법적인 다단계 판매를 떠올리는 독자도 있을지 모르겠다. 그렇다면 조금 더 마음을 열 필요가 있다. 내가 여기서 이야기하려는 핵심은 네트워크마케팅 비즈니스 자체가 아니라 '지속적인 수입을 줄 수 있는 자산으로서의 사업 기회'이기 때문이다. 피라미드와 다단계 판매, 네트워크마케팅 비즈니스를 아주 간단히 비교해보자.

■ 피라미드 판매

불법 다단계라고 하면 보통 피라미드 판매를 가리킨다. 피라미드는 기업 등 거의 대부분의 조직에서처럼 먼저 시작한 사람이 상대적으로 유리한 삼각형 형태를 띠어 붙여진 이름이다.

하지만 실질적으로는 그 모양에 관계없이 누군가가 피해를 본다면 다 피라미드 판매라고 할 수 있는데, 그 유형도 다양하다. 대표적으로는 턱없는 품질의 제품을 비싼 가격에 파는 것, 나중에 가입한 사람의 돈으로 먼저 가입한 사람이 혜택을 받는 것 등이다.

■ 다단계 판매

방문판매의 한 형태로 다양한 규모의 많은 기업이 판매 방식의 하나로 채택하고 있다. 판매 이익금이 조직 내에서 종(縱)적으로 분배되는 구조를 갖지만 노력에 의한 판매 실적이 보상의 축을 이루므로 피라미드와는 다르다. 일반적으로 조직상의 직책 등이 부여되고 개인사업자처럼 운영되지만 회사의 통제를 받는다.

■ 네트워크마케팅 비즈니스

소개 혹은 구전으로 연결된 소비자들 간의 수평적 구조로 정형화된 형태를 갖지 않는다. 구전 노력에 따른 수익 분배 방식도 수평적이며, 회사와 개별 소비자는 파트너십의 개념으로 연결되고, 소비자들 간에도 서로 완전히 독립적이다.

수평적 사고의 의미

사실 수평적 개념의 네트워크마케팅은 종적인 피라미드적 사고를 바꾸는 새로운 시대의 큰 흐름 중 하나다. 모바일로 발전하는 컴퓨터와, 인터넷으로 이뤄지는 유비쿼터스(ubiquotus, '시간과 장소에 상관없이 존재하는'의 뜻) 환경에서 네트워크란 수평적인 모든 체계와 의사소통의 트렌드를 대변하는 단어다. 상호 경쟁관계인 부동산 소개소나 여러 동종 업계의 회사들도 요즘은 네트워크를 통해 거래를 활성화시킨다. SNS나 프랜차이즈도 일종의 네트워크마케팅이다. 컴퓨터나 통신 네트워크뿐만 아니라 많은 사람들이 자산으로 인식하고 쌓으려고 애쓰는 인맥도 네트워크다.

이것은 현대사회의 가치관의 변화와도 관계가 있다. '나만 알고 있는 비밀'에 큰 가치를 두던 시대에서 이제는 '얼마나 많은 사람이 함께 아는가' 하는 정보의 나눔이 상식이 되고 가치가 되는 네트워크 시대가 되었다. 하지만 누군가 네트워크마케팅에 대해 부정적 고정관념을 가졌다 해도 탓할 수는 없다. 왜냐하면 네트워크마케팅 비즈니스도 초기에는 지금과는 많이 달랐기 때문이다.

네트워크마케팅 비즈니스 초기에는 일대일 마케팅이라는 개념 때문에 참여자들 간에도 '소비와 구전'보다는 방문판매의 형태로 인식되었을 가능성이 크다. 또 구전의 결과에 대한 보상이 생소하므로 결국은 무엇인가를 팔아야 돈을 벌 수 있다는 고정관념이 한몫을 했다. 아직도 그와 같은 형태의 판매원들을 접했거나, 간접적으로 들었던 경험이나 인식이 현재에도 사람들의 고정관념 속에 자리 잡고 있다. 세상은 이미 모든 정보가 놀라운 속도로 변하고 해석되고 전달되는 인터넷 시대로 접어들었다. 그 영향으로 마케팅 역시 소비자 주권시대의 상거래 트렌드와 맞물려 모바일 마케팅으로 진화하고 있다. 따라서 변화에 대응해 네트워크마케팅 비즈니스를 새로운 관점과 이해로 바라볼 필요가 있다. 특별한 재능이나 능력이 없는 평범한 사람들이 선택할 수 있는 대안 중의 하나가 분명하다.

자산의 변형이 주는 기회

네트워크마케팅이란 이름이 중요한 것은 아니다. 정말 중요한 것은 만족스런 나의 소비 경험이 애용자 그룹이라는, 호주머니에 돈을 넣어주는 자산으로의 변형이 가능하다는 점이다. 그래서 비록 금융지능으로 무장했지만 적절한 수단을 못 찾아 목말라 하는 사람들에게는 단비와 같은 기회가 될 수 있다. 시간이 갈수록 관심을 보이는 사람들이 많아지는 것도 당연한 현상이다.

애용자 그룹은 그 구심점이 되는 경쟁력 있는 아이템에 그동안 쌓아올린 자산 목록의 변형을 통해 만들어진다. 즉, 내가 가치가 있다고 믿고 키워왔던 인간관계, 꿈과 열정, 리더십, 소중한 시간 같은 무형의 자산들이 만족스런 소비 경험의 구전에 얹혀 꾸준한 수입을 주는 자산, 곧 애용자 네트워크로 바뀌는 것이다.

이러한 자산의 변형 과정이 쉽게 이해되지 않을 수도 있다. 하지만 신뢰성이 있는 입소문에 단골손님이 늘어나는 동네식당을 떠올리고, 주인이 구전을 많이 한 단골손님에게 무엇인가 보상을 하는 그

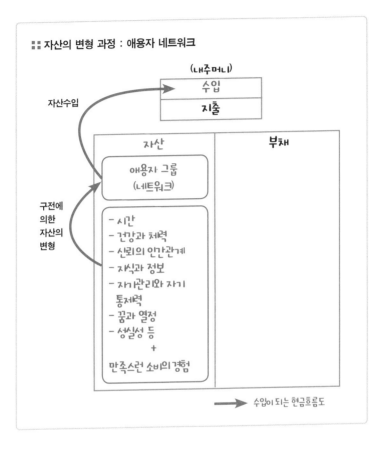

░: 자산의 변형 과정 : 애용자 네트워크

(내주머니)

수입
지출

자산수입

자산	부채
애용자 그룹 (네트워크)	
- 시간 - 건강과 체력 - 신뢰의 인간관계 - 지식과 정보 - 자기관리와 자기 통제력 - 꿈과 열정 - 성실성 등 + 만족스런 소비의 경험	

구전에 의한 자산의 변형

→ 수입이 되는 현금흐름도

림을 상상한다면 그리 어렵지도 않다. 이것은 생산자인 네트워크마케팅 회사가 소비자를 유일한 파트너로 인정하고, 사업의 열매를 투명하게 공유할 때만 가능한 일이다. 구전의 결과로 만들어지는 애용자 네트워크가 각자의 자산으로 인식된다는 의미이다.

네트워크마케팅이 만드는 경제 사이클의 혁명

'구전에 의해 애용자 그룹이라는 무형의 자산을 구축한다'는 네트워크마케팅 비즈니스의 본질을 이해하면 네트워크마케팅 비즈니스야말로 경제 사이클에 혁명적 변화를 가져오는 놀라운 기회임을 알 수 있다. 가계의 경제 사이클을 다시 한번 보자. 우리가 투자를 통한 자산 구축에 어려움을 느끼는 이유는 충분한 돈이 없다는 것 이외에도 투자를 통한 추가 수입이 항상 보장되지 않기 때문이다. 그래서 '목돈, 투자, 추가 수입'의 단계를 상시 위험구간이라고 했다. 그런데 소비와 구전에 의한 네트워크마케팅은 이 경제 사이클을 변형시켜 버린다. 즉, 위험구간이라고 설정했던 '투자를 통한 추가 수입'을 건너뛰어 '소비를 통한 추가 수입' 사이클을 만든다. 구전의 행

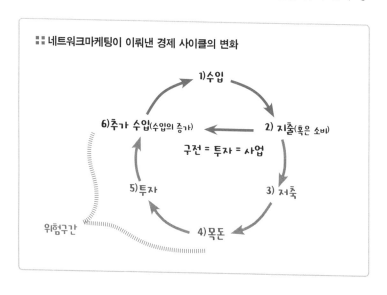

⠿ 네트워크마케팅이 이뤄낸 경제 사이클의 변화

1) 수입
2) 지출(혹은 소비)
3) 저축
4) 목돈
5) 투자
6) 추가 수입(수입의 증가)

구전 = 투자 = 사업

위험구간

위가 애용자라는 자산, 즉 지속적인 수입원을 만들기 위한 일종의 투자로 작용하기 때문이다. 네트워크마케팅은 시간과 노력이 투자되는 사업 활동이다(이 점이 많은 사람들이 종종 오해하는 일회성 수입을 위한 판매와 명백히 다른 점이다). 구전이라는 시간과 노력의 투자로 위험구간을 지나지 않고 소비로부터 추가 수입을 만들 수 있다. 소비자들은 경쟁력 있는 제품으로 유리한 소비를 하게 되고, 사업가(적극적인 구전을 하는 소비자)들은 서로 함께 성장하므로 누구도 손해의 위험이 없다. 경제 사이클의 위험구간을 비켜가는 비즈니스는 가히 혁명이라 할 수 있다! 큰 기업을 일으켜 경제적으로 성공한 한 지인은 순수한 소비자의 시각에서 이를 '소비혁명'이라며 불렀다. 그렇다! 소비 경험으로 자산을 구축할 수 있다는 것, 그로 인해 위험구간을 비켜가면서도 추가 수입의 기회를 만든다는 점에서 네트워크마케팅은 경제 사이클의 소비혁명이다. 선입견과 고정관념을 바꾸기는 쉽지 않겠지만, 마음을 열고 기회의 신을 만나보는 것은 어떨까?

구전 마케팅의 무한 레버리지

소비자들 간에 제품의 존재를 알리는 강력한 수단은 바로 구전 광고(입소문)다. 구전은 소비자의 경험이 기초가 되어 광고 효과가 가장 강력하다. 인터넷 상에서 '댓글 문화'의 영향력이 막강해지는 것도 같은 맥락이다. 그 영향력이 바로 레버리지가 된다. 따라서 레버리지 관점에서 네트워크마케팅을 살펴보면 매력과 비전이 배가된다. 시간과 장소의 한계가 없는 구전으로 이루어지는 사업 기회로서 무한 레버리지를 갖기 때문이다. 소비자를 만족시키는 아이템이 구전에서 구전으로 이어지는 것은 자연적인 현상이며, '나에게 만족을 주는 소비'는 모두의 관심사이기에 멈춤이 없다.

좋은 영화가 수백만 명의 관람객을 동원하는 이치와 유사하지만 소비는 일회성이 아닌 삶의 일부이기에 시간이 지날수록 무한 성장 원리를 갖는다. 부연하면, 한 사람이 몇 사람에게 구전을 하고 그들의 제품 경험이 다시 구전되는 과정에서 결국 많은 사람들의 구전이 동시에 일어나게 되는데, 이는 기하급수적 시간의 레버리지가 작동한다는 의미이다. 워렌 버핏이 복리(複利)를 비유한 눈덩이(snowball) 이론과도 유사하다. 당연히 이에 따른 보상의 크기도 같은 구조를 갖는다. 경쟁력 있는 아이템이 전제조건임은 물론이다. 그렇기에 네트워크마케팅이 큰 사업의 기회가 될 수 있다. 앞선 네트워크마케팅 회사들은 유비쿼터스 시대에 발맞춰 이미 인터넷 쇼핑몰의 형태를 띠고 있다. 한계가 없는 구전에 속도가 더해진 것이다. 카카오톡, 페이스북, 유튜브, 트위터 등을 보면 구전(문자에 의한) 네트워크의 힘이 얼마나 큰지 짐작할 수 있다. 기하급수적 성장의 원리와 속도의 레버리지를 보여준다.

소비가 곧 투자다

네트워크마케팅 비즈니스에서의 추가 수입은 '소비'에 대한 보상이라는 점에서 판매수당(commission)이나 마진(margine)이 아닌 '캐시백'의 형태를 지닌다. 따라서 추가 수입(캐시백)을 기대하고 적극적인 구전을 위해 하는 소비는 일종의 투자행위라고도 할 수 있다. 즉, 구전과 더불어 소비가 곧 투자다. 이미 캐시백의 개념은 현재 거의 모든 분야에서 거대한 마케팅 트렌드로 자리 잡고 있다. 마일리지 개념이 마케팅의 일환으로 등장하고, 캐시백 같은 소비자 보상이 점점 강화되고 있다. 쉬운 예로 신용카드, 주유소, 마트 등에서 할인과 더불어 포인트 적립 또는 현금 보상과 같은 마케팅 프로그램들이 활성화되고 있음을 경험할 수 있다.

한편으로는 소비를 통해 돈을 벌 수 있다는 점에서 네트워크마케팅 비즈니스에 참여하는 소비자들을 프로슈머(pro-sumer)라고도 하는데, 단순히 돈을 쓰는 아마추어 소비자와 비교해 돈을 버는 소비자(professional consumer)로 해석된다. 프로슈머는 생산자(producer)와 소비자(consumer)의 합성어다. 앨빈 토플러는 프로슈머를 보다 광범위한 개념으로 설명하고 있는데, 새로운 시대에는 여러 형태의 소비자 행위가 사회적·경제적 가치를 창조하며 이로 인해 생산자와 소비자의 경계가 허물어진다는 개념으로 이해된다. 동영상 공유 SNS인 유튜브가 대표적인 예다. 프로슈머는 활발한 정보 공유를 통해 새로운 가치와 필요를 만들어낸다는 점에서 주도적인 소비자(pro-active consumer) 혹은 적극적인 소비자의 의미도 있다. 이러한 프로슈머의 등장은 산업 전반에 걸쳐 여러 형태의 소비자 파워가 생성되고 커지면서 소비자 중심의 네트워크마케팅 비즈니스에 대한 관심과 이해가 확산되는 데 중요한 개념으로 자리 잡고 있다.

'어쩌라고?'에 대한 답변

나는 '모든 사업은 요리와 같다'고 이해한다. 이름은 같아도 어떤 재료를 쓰느냐에 따라 다른 요리가 만들어지고, 같은 재료라도 레시피가 다르면 음식의 모양과 맛이 달라진다. 이름은 같아도 같은 요리가 아닌 것이다. 모두가 숙련된 요리사가 아니다 보니 맛을 보는 입장에서는 좋은 요리보다는 시원찮은 요리를 경험할 확률이 매우 크다. 그런 경험을 하고 나면 '그 요리 별로야!', '안 먹는 게 좋아'라고 말하게 된다. 그렇다고 보기도 좋고 맛있는 요리가 없는 것은 아니다. 오히려 좋은 요리에 대한 입소문은 지속적으로 더 많은 사람들을 불러 모을 수 있는 기회를 갖는다. 마찬가지로, 누구든 좋은 요리로 비유될 수 있는 네트워크마케팅 비즈니스를 만난다면 관심을 갖지 않을 수 없을 것이다. 돈이나 스펙, 능력과 상관없이 매일 소비하는 생필품의 만족스런 경험을 전함으로써 애용자 그룹이라는 무형의 자산을 만들고 멈춤이 없는 추가 수입의 기회를 맛보게 된다.

'가치가 있는 곳에 돈이 있다'는 당연한 진실에 비추어보면, 오랜 역사를 지닌 네트워크마케팅에도 많은 가치들이 있음을 짐작할 수 있다. 로버트 기요사키도 저서 《비즈니스 스쿨(Business School)》에서 네트워크마케팅의 가치들을 객관적인 시각으로 다루고 있다.

나 역시 여러 가치들을 발견했는데, 최고의 가치는 다른 사람들이 원하는 꿈을 이룰 수 있도록 경제적 성공을 돕는 것이다. 이는 부와 성공에 관한 많은 책에서 말하는 '진정한 성공은 다른 사람의 성공을 돕는 것'이라는 가치와 그 맥을 같이한다. 이것은 네트워크마케팅이 갖는 윈윈(win-win)의 가치에 기인한다.

네트워크마케팅이 갖는 또 하나의 중요한 가치는 개인의 성공에 필요한 여러 덕목들을 키워주는 훌륭한 교육 시스템이 있다는 것이다. 놀랍게도 그러한 덕목들은 우리가 앞에서 살펴본 자산 항목들과 일치한다. 네트워크마케팅의 성공 시스템 속에 들어가면 당신의 자산 가치를 성장시킬 수 있다. 아직도 '누군가를 이용하거나 판매하는 게 아닐까?' 하는 고정관념 때문에 또는 그저 그런 요리를 접해본 경험으로 인해 네트워크마케팅에 관심을 갖는 것이 꺼려질 수도 있다. 하지만 네트워크마케팅은 당신이 어떤 사업을 선택할 기회가 있을 때 반드시 검토해볼 만한 가치가 있다. 만약 당신이 자산을 구축해서 돈 걱정 없는 평생부자를 꿈꾸고 있다면 네트워크마케팅을 하나의 수단으로서 진지하게 살펴볼 것을 권한다. 어쩌면 현실적으로 투자의 위험구간을 지나지 않고 '지속적 현금흐름(자산수입)을 추가 수입으로 갖는' 유일한 대안이 될지도 모른다.

이제는
실천이다

생활 속의 부자습관

다음의 상황들을 보자. 평생부자의 투자습관으로 무장해야 할 때에, 혹 당신이 이들 중 한 명이라면 어떻게 하겠는가?

- 아주 많은 사람들이 TV와 스마트폰의 친구다. 통계에 의하면 우리나라 국민의 평균 TV 시청 시간과 스마트폰 사용 시간이 어른 아이 구분 없이 매일 평균 5시간이 넘는다. 지하철에서, 식사 중에, 강의 중에, 심지어는 대화를 하다가 스마트폰을 들여다보는 당신은 지금 소비를 하고 있는 것인가? 투자를 하고 있는 것인가? 아니면 돈을 버는 중인가?

- 나는 종종 TV를 보다가 쓴웃음을 짓는다. '화면 속의 사람들은 인기와 실력을 자산으로 쌓고 있는데 나는 무엇을 하고 있지?' 하는 생각이 들기 때문이다. '부자는 조용하고 빈자는 시끄럽다'

는 글을 본 적이 있는데, 실제로 TV가 항상 켜져 있는 집에서 독서를 하거나 깊이 있는 사색을 하거나 가족끼리 진지하게 대화하는 장면을 떠올리기는 어렵다.

● 내 친구 중의 하나는 사회생활에서 인간관계와 인맥을 가장 소중히 여긴다. 그래서 어떤 모임이나 경조사에 빠짐이 없다. 하지만 늘 집 밖에 있는 시간이 많아서인지 가정불화가 심하고 생활이 그리 넉넉지 않다. 그에게 가장 필요한 것은 가장으로서의 리더십이 아닐까?

● 다른 한 친구는 요즘 경제적으로 무척 어렵다. 좋은 직장에 다니고 늘 '큰 거', '한 방'을 외치며 주식 투자도 잘해서 별명이 '소(小)재벌'이었는데 결국 직장을 나와 투자한 사업에서 몇 번의 실패로 가진 것을 다 잃었다고 한다. 위험구간을 지날 때 기도를 덜 해서일까?

● 헬스클럽에서 가까워진 양복점 사장님은 건강에 관심이 많다. 몸에 좋은 음식이라면 가리지 않고 운동에도 많은 시간을 투자한다. 건강상식도 해박하다. 그런데 정작 감기라도 걸리면 바로 병원으로 달려가고, 건강에 관한 책을 권하면 다 안다고 말한다.

● 여행은 호주머니에서 돈이 빠져나가는 소비항목이다. 그러나 삶을 돌아보고 재충전하는 기회가 되고, 더 큰 도약과 성취를 위한 보약일 수 있다. 어떤 사람들에게는 행복한 삶을 사는 가

장 큰 꿈이기도 하다. 이때는 비용보다 더 큰 가치를 얻게 될 테니, 바로 소비가 아닌 투자이다.

● 얼마 전에 국수집을 새로 시작한 후배는 지난 20여 년간 안 해본 게 없다. PC방, 커피 전문점, 오뎅 바, 부동산 소개소, 설렁탕 전문점, 빵집 등 다양하다. 그러면서 "해봤는데 그건 안 돼!"라고 말한다. 깊은 속사정이야 다 알 순 없지만, 그동안 지불한 수업료로 뭘 배웠을까?

● 네트워크마케팅 비즈니스를 함께하는 파트너 중의 한 분은 스포츠광(狂)이다. 사업에서 성공해 매일 운동을 하며 사는 것이 꿈이라고 핸드폰과 꿈판(dream board)에 새기고 다짐한다. 그런데 주말이면 사업 모임에 오는 대신에 종종 사이클이나 스키를 타러 가고 야구장에 응원을 간다. 그러면서 사업 성장이 안 된다고 불평이다. 그 분이 '공짜는 없다'는 진리와 '우선순위'의 뜻을 이해하는지 궁금하다.

● 친지 중에 동생뻘 되는 한 친구는 집안 모임에서 볼 때마다 '뭐 좋은 거 없어요?'라고 묻는다. '답을 얻을 수도 있는 세미나가 있는데 배움의 기회도 되니 한번 참석해보라'고 수년째 권하고 있다. 그래도 모임에 오지 않는 그는 만날 때마다 같은 질문을 한다. '뭐 좋은 거 없어요?'

가치가 자산이고 행복이다

세미나 중에 질문을 받았다.

"소비와 투자, 자산과 부채의 개념은 매우 유용한 배움이었습니다. 그렇지만 모두 부자가 되는 꿈을 갖는 것은 아니잖아요. 또 그렇게 모든 것을 자산-부채, 소비-투자의 금전적 관점에서 해석하는 게 과연 옳을까요? 예를 들어 TV가 주는 정서적인 만족, 스포츠를 통한 열정의 발산 등도 우리의 삶을 의미 있게 만듭니다. 가족이나 인간관계의 유대감을 위해 함께 음악회나 영화를 보는 것, 자기가 좋아하는 것을 사는 즐거움 등도 살아가는 데 꼭 필요하지 않을까요? 비록 돈과 시간을 소비하거나 부채를 구입하는 행위라 해도 말이죠."

나는 그의 의견에 전적으로 동의한다. 늘 금전적으로만 해석하려 든다면 인생이 얼마나 삭막할까? 앞서 이야기했듯 무엇이든 자신에게 가치가 있다면 그러한 가치들 또한 '자산'이라고 부를 수 있다. 꼭 금전적인 가치가 아니더라도 말이다. 삶은 많은 가치들로 이루어져 있고, 사랑, 우정, 음악과 시와 아름다운 그림이 주는 정서 등 금전적 여유와 상관없이 존재하는 많은 가치들이 있음을 안다. 그리고 사랑이 담긴 봉사와 헌신 그리고 목표에 대한 도전과 성취 등도 중요한 가치이며 우리를 행복하게 해주는 것이라는 데 동의한다. 다만 그렇게 살아 있음을 느끼게 하는 감성과 감정을 더욱 진하게 경험하고 지속시키려면 금전적 어려움과 그로 인한 걱정, 고민에 붙들려 있지 않아야 한다. 그 모든 것들을 퇴색시켜버리지 않도록 경제적으로 더 똑똑해져야 한다는 말이다.

평생부자의 가치

호주머니가 넉넉해지면 사람들은 더 너그러워지고 파란 하늘은 더 아름답게 보인다. 또 더 많은 것들을 가능하다고 믿게 되고 보다 더 긍정적이 되고 선택의 폭도 넓어지고 좀 더 즐겁고 아름답고 가치 있는 삶을 찾아 움직이기도 한다.

누군가 '가난하지만 행복하다'라고 말하면 나는 호주머니에 그가 원하는 행복이 들어왔을 것이라는 공감을 한다. 문제는 얼마나 오래 지속되느냐다.

사람마다 소중하게 여기는 가치의 우선순위는 다르다. 나는 크게 사치를 하진 못해도 우리의 아이들이 자신의 꿈을 펼치는 데, 부모님이 자식 걱정 안 하시도록, 또 아내와 함께 가치 있는 일을 찾아 의미 있는 인생을 사는 데 돈 걱정이 없으면 좋겠다. 평생부자의 꿈이다. 아직 그 꿈에 충분히 도달하진 못했지만 좋은 수단을 만나 방향을 가지고 앞으로 나아가려는 매일 매일이 오히려 행복함을 고백한다.

평생부자의 꿈과
그 꿈을 이루고자 하는 열정

우리나라 경제가 IMF로 상징되는 경제위기 때보다도 요즈음이 더 어렵다는 이야기들을 한다. 어차피 역사는 전쟁, 경제위기, 전염병, 종교 갈등 등을 겪으면서 돌고 돈다. 그리고 그 중심에는 먹고사는 문제, 즉 경제가 있다. 그렇다 보니 그때마다 경제회복이라는 근사한 명분으로 포장되어 엄청난 양의 돈을 마구 찍어내고 있지만, 대부분에게는 빈익빈 부익부라는 현실의 고통으로 귀결되는 것이 현실이다.

하루가 다르게 오르는 아파트 가격으로 서민들의 내 집 마련의 꿈이 멀어져 간다고 비판이 비등하면서도, 다른 한편으로 많은 사람들에게 재테크의 희망이 되었던 부동산 경기는 거품 논란과 함께 베이비붐 세대의 은퇴와 맞물려 내 집 가진 중산층들을 위협할 수 있다. 우리의 미래라며 자녀들에게 쏟았던 투자와 희망은 어려운 경제현실 속에서 그저 탈 없이 살아주는 것만으로도 감사하게 생각해야 한다. 가치관이 바뀌면서 자녀들도 부모가 되레 짐으로 느껴질 때가 많은 듯하다.

정말 치유가 필요한 시점이다. 그래서인지 부와 성공을 주제로 '이 렇게 노력해보자. 저렇게 준비하고 도전해보자'고 하는 책과 프로그 램보다는 그저 한 번 읽고 한 번 보고 잠시 위로받는 것으로 족한 내 용들이 베스트셀러가 되고 잠시 웃음을 주는 예능이 세상에 넘쳐나 는 듯하다.

그러나 냉정한 현실은 바뀌지 않는다. 자본주의 사회에서, 경제적 으로 여유롭지 못한 상태에서 꿈과 희망을 향해 노력하기보다 위로 와 감정의 소비를 쫓아다닌다고 해서 걱정과 고민에서 벗어날 수 있 을까? 현실이 주는 아픔과 미래에 대한 두려움에서 한 치라도 벗어 날 수 있을까?

나는 경제적으로 자유로워져서 돈 걱정에서 벗어나는 것이 진정 한 치유라고 믿는다. 물론 우리의 삶이 경제적인 것 말고도 많은 가 치들로 이루어져 있음을 부정하지 않지만 돈 걱정에서 벗어나는 것 이 제일 소중한 가치 중의 하나임에 틀림없다.

그렇다. 우리에게 필요한 것은 가족의 삶을 풍요롭게 하고 자녀들 이 좀 더 높은 곳에서 시작할 수 있게 만드는 금융지능과 이를 현실 로 만들어줄 부자들의 성공습관을 갖는 것이다. 경제적 자유로움이 주는 가치를 좇아 부자의 꿈을 갖고 다양한 노력과 시도를 하는 과정 은 우리의 삶을 의미 있게 만드는 많은 다른 가치들의 실현을 더 용 이하게 해준다고 믿는다. '행복한', '존경받는' 같은 가치들 말이다.

이 책의 뒷부분에 비록 짧지만 네트워크마케팅 비즈니스에 대한 소개를 함으로써 '그래서 어쩌라고?'라는 질문에 대안을 제시할 수 있어 다행이다. 평생부자가 되고자 하는 독자 중에는 생각이 닫히고 고정관념이 강한 독자가 없을 것이라고 믿는다. 그런 사람들은 부자든 성공이든 가까이 다가갈 수 없을 테니까. 기회는 열린 사람들의 몫이다.

네트워크마케팅은 빌 게이츠, 워렌 버핏, 로버트 기요사키와 같은 부자들도 긍정적으로 이해하는 좋은 사업 기회 중 하나다. 부자가 되는 꿈을 꾸지만, 부와 성공의 기회를 찾아다니지만 아직 수단을 발견하지 못한 이들에게는 '내가 무엇을 할 수 있을까?' 하는 의문에 대한 중요하고도 어쩌면 유일한 대안이 될 수 있기 때문이다.

부와 성공에 관한 책들이 그렇듯 이 책이 잠시 주먹을 불끈 쥐게 만드는 좋은 말들의 나열이 되지 않으려면 네트워크마케팅 비즈니스에 대한 조망은 꼭 필요했다. 오히려 이 책의 중요한 핵심, '평생부자를 꿈꾸는 자산과 투자에 대한 성공습관 실천하기'에서 크게 벗어날까 염려해 더 자세히 못 다룬 것이 안타깝다.

평생부자가 되려는 노력은 그 자체가 희망이 넘치는 삶의 과정이라고 믿는다. 그렇기에 부족한 점도 많겠지만, 내가 아는 것과 가진 것을 나누면서 다른 사람의 성공을 도우면 나도 성공할 수 있다는 최고의 가치를 믿고, 평생부자의 꿈과 그 꿈을 이루고자 하는 열정을 가진 독자들에게 응원을 보낸다.

_ 윤은모 드림

건강한 삶 좋은 생활이야기

〈건강한 삶, 좋은 생활이야기〉는 건강 멘토 도서출판 전나무숲에서 그동안 출간한 도서들 가운데 독자들에게 큰 사랑을 받은 건강·의학 도서를 선정하여 재구성한 시리즈입니다. 이번 시리즈를 통해 가정에서 활용 가능한 유익한 건강 지식을 좀 더 쉽고 일목요연하게 만나보실 수 있습니다.

지갑이 마르지 않는 평생부자

초판 1쇄 발행 | 2015년 9월 9일
초판 10쇄 발행 | 2024년 11월 8일

지은이 | 윤은모
펴낸이 | 강효림
펴낸곳 | 도서출판 전나무숲 檜林
출판등록 | 1994년 7월 15일·제10-1008호
주소 | 10544 경기도 고양시 덕양구 으뜸로 130
                위프라임트윈타워 810호
전화 | 02-322-7128
팩스 | 02-325-0944
홈페이지 | www.firforest.co.kr
이메일 | forest@firforest.co.kr

ISBN | 978-89-97484-53-9 (14510)
ISBN | 978-89-97484-43-0 (세트)